知的生きかた文庫

「女性の脳」から ストレスを消す食事

溝口　徹

三笠書房

はじめに

「食事」が変わると「人生」が変わります！

この本では、**女性のストレスを食事によって消す方法**をお伝えします。

こうお話しすると、たいていの人は、

「食事でストレスを消すことができるだって⁉」

と驚いたり、

「本当にそんなことができるのですか？」

と半信半疑の反応を示したりします。

しかし、これは本当のことなのです。

安定した心の状態を保つためには、脳がきちんと働いていることが前提条件です。

そして、脳をきちんと働かせるためには、必要な栄養素を、充分な量だけ脳に与えてあげればよいのです。

そのためにあなたがすべきことは、**食生活をちょっと変えてみる**ことです。

正しい食べものの選び方を知り、食べ方を変えるだけで、ストレスに負けない強い脳と体を手に入れることができます。

「がんばらなくてもいい」「面倒なことは必要ない」上に、「健康が増進する」「若返る」「太らない」「薬を使わないので、副作用もない」という、まさに「いいことずくめの方法」なのです。


私は長年、食事を見直したり、サプリメントを用いたりすることで、患者さんの心や体の不調を改善するという栄養療法に携わってきました。

この治療法は、1960年代からカナダやアメリカなどで行なわれてきたものなのですが、日本ではまだまだ知名度が低いようです。

現代社会はストレスが多く、その結果、脳が栄養不足に陥りやすいのです。ましてや、毎月ホルモンバランスが細かく変化する女性は、その影響が大きく出やすいといわれています。

「やる気が起きない」「理由もなくイライラする」「朝、どうしても起きられない」

「生理前は、いつも調子が悪い」……。

そんな不調を感じたら、**がんばろうとするのではなく、まずは食事を変える**ことから始めてみてください。

「疲れたときはタンパク質をしっかりとる」「白米・パン・麺類を制限する」「朝ご飯をしっかり食べる」など、ちょっとした工夫をしてみましょう。

それだけでストレスが消え、あなた本来の明るさがよみがえり、元気に満ちた毎日を送れるようになります。

この本から、楽しく幸福な人生を送るコツを学んでいただければ幸いです。

溝口　徹

もくじ

1章 「女性のストレス」は食事でなくせる！

――「がんばる」よりも「食生活」を変えてみる

2章 いつも元気な女性が「食べているもの」「食べないもの」

――「カロリー」ではなく「糖質」に気をつける

3章 朝・昼・晩――こんな食べ方が"理想的"
――自宅で、お店で、職場で……何をどう食べる？

4章 年代別「心と体を整える」栄養ガイド

――あなたには、今「これ」が足りていません！

5章

医師がすすめる効果バツグンのストレス解消法

——ほんのちょっとしたことに気をつけるだけ！

本文イラスト——河本徹朗
本文図版作成——株式会社Ｓｕｎ　Ｆｕｅｒｚａ

1章

「女性のストレス」は食事でなくせる！

——「がんばる」よりも「食生活」を変えてみる

ストレスと食事の〝密接な関係〟

「女性が受けるストレスは、男性が受けるストレスよりずっと多い」

こう聞いて、あなたはうなずかれますか？　それとも、「そんなはずはない」とムッとされるでしょうか。

女性は、一生のうち月経、妊娠、出産、授乳、そして更年期と、体にとって大きなストレスになる出来事（身体的ストレス）を経験します。

つまり、生物学的に見た場合、**女性は男性よりもはるかに大きなストレスを受ける**ということができるわけです。

しかし、同じ環境にいて、同程度のストレスを受けていても、ストレスに耐えかねて苦しむ人がいる一方で、ストレスを受け流して平然としている人がいます。

いったい、彼ら・彼女らは何が違うのでしょうか。

体質？　メンタルの強さ？

これらは生まれ持った特性だから、変えようがない……。

そう思われる人がいるかもしれませんが、決してそんなことはありません。

もちろん、そういった側面もありますが、ストレスを楽々と乗り越えられる人、乗り越えられない人、その違いを分けるもっとも大きな要因の1つは、「食べもの」です。

こんなことをいうと、「信じられない！」と驚かれる人が多いのですが、**ストレスと食べものは、密接に結びついています。**

私は、新宿で栄養療法のクリニックを開設しています。栄養療法とは、心や体の状態を食事やサプリメントで整える治療法のことです。

実際に現場で、食生活の指導を受けるだけで、うつが劇的に改善した患者さんたちを、何百人もこの目で見てきました。

例えば、私の患者である50代のA子さんは、ある心療内科のクリニックでうつ病の診断を下され、3年間、抗うつ剤の投与を受けていました。

それでも症状が改善されなかったので、A子さんは新宿にある私のクリニックの門を叩いてくれたのです。

私がさっそく彼女の栄養状態を検査したところ、本書でこれから紹介する低血糖症に陥っており、ビタミンBも不足状態になっていることがわかりました。

これらを改善するため、私はA子さんに、適切な食事に変更してもらうとともに、必要な栄養素を補給するサプリメントを処方しました。

すると、3ヵ月後から明らかにA子さんのうつ症状が改善し、抗うつ剤も減らせるようになってきたのです。

先日は、A子さんから、

「うつ症状が落ち着いてきたので、今年は4年ぶりにがんばっておせち料理をつくろうと思います」

という、うれしい報告を受け取ることができました。

ほとんどの現代人は「栄養失調」!?

ほとんど知られていないことですが、現代人は、多くの人が「栄養失調」に陥っています。

「栄養失調」というと、「現代社会には関係ない病気だ」と思われるかもしれません。

確かに、昔のような「摂取カロリーもタンパク質もビタミンもミネラルも、何もかもすべてが足りない」という栄養失調はまず起こりませんが、現代でも栄養失調は起こっているのです。

現代の栄養失調には、ある大きな特徴があります。

それは、「摂取カロリーは充分なのですが、一部の栄養素が極端に不足している」ということです。

この**「極端に不足した栄養素」を補うことで、ストレスに強い脳を手に入れられる**わけです。

脳の仕組みを知り、食べるものにちょっと気をつけるだけで、大部分のストレスは受け流せるようになります。

なぜなら、ストレスは脳で感じるものであり、その脳は栄養によってコントロールされているからです。

端的にいえば「食べものと食べ方を変えるだけで、あなたはストレスに負けない強い脳を手に入れられる」のです。

男女の脳の〝決定的な違い〟

さて、女性の脳と男性の脳は、仕組みが微妙に、しかし決定的に違っています。女性にとっては大きなストレスとなることが、男性にとっては些細《ささい》なことだったり、またはその逆だったり、ということはよくあることです。

ですから、この本は「女性の脳」の特性に注目して、ストレスから身を守る方法を書きました。

女性が強いストレスを受けたときに、どのように対応すればストレスを処理できるのか、というヒントがたくさん詰まっています。

テーマの都合上、女性の脳と男性の脳とを比較しながらお話しすることも多くなりますが、それは男女の脳のどちらが優れているとか劣っているとか、そのようなことをいいたいのではありません。

それぞれの特徴を理解することによって、男女がより良好な関係をつくることができるということを理解してください。

なぜ女性は「おしゃべり」なのか？

私は平日が休みだったので、以前は子どもの幼稚園の送り迎えをしていました。そのとき、幼稚園の随所で「ああ、これは女性ならではの光景だな！」と感じる場面を目にしました。

例えば、いつまでも続くママたちのおしゃべりです。

幼稚園に子どもを送り出したあと、ママたちはサークルをつくり、路上でおしゃべりを始めます。

その時間は、長いときでなんと2時間！

もちろん正確に計ったわけではありませんが、ママたちが朝、幼稚園の前でおしゃべりしているのを見かけてから、約2時間後にたまたま同じ場所を通りかかったところ、まだ井戸端会議が続いていて驚いたことがあります。

朝のおしゃべりだけではありません。夕方のお迎えのときにも、ママたちは下校時刻の30分以上も前から集まり始め、サークルをつくっておしゃべりに興じています。

男性同士が集まっても、こんなに長時間おしゃべりするケースはあまりないのではないでしょうか。

幼稚園で見られるこの光景は、まさに女性の脳がつくり出すものです。

ここには、問題解決のために調和とバランスを重んじる、女性の脳に特有の特徴が表れているのです。

調和とバランスを重んじるために、女性の脳は「会話」という手段をフルに活用します。

左右の脳を同時に使う女性

ここで、人間の脳について少しだけ説明したいと思います。

言葉や道具を操る高等動物である人間は、他の動物に比較すると大脳が飛び抜けて発達しています。

そして、その大脳には、右脳と左脳があります。

「あなたはすぐに直感で判断するから、右脳型人間だね」

などと表現することがありますが、まさにその通りです。

一般的に、右脳は情緒的、芸術的、音楽的な分野で働き、左脳は分析的で言語表現に関する分野で働くといわれています。

女性が男性よりも発達している脳梁《のうりょう》という器官は、左右の脳をつなぐ働きをしています。

女性の脳梁は、言語中枢からの神経線維が集まっている部分がとくに発達しています。

このことから、女性はさまざまな情報を言葉に置き換えることが得意だといわれています。

また、右脳と左脳を交通させる神経線維が多くあるので、女性は左右の脳を同時に使うことが上手です。

一般的に、母親は、子どもの表情や行動から、ごく小さな変化でも敏感に感じとっているものです。

ですから、私は小さなお子さんを診察するときには、

「お子さんに、普段と違って気になるところはありませんか？」

とまずはお母さんに質問して、子どもの様子を細かく聞きとるようにしています。

実際、**女性は他人の洋服や髪型のちょっとした違いによく気がつき、それをコミュニケーションに応用することが得意**です。

こうした敏感さは、女性にとってはごく当たり前のことなので、女性たちは、夫や恋人が自分のヘアスタイルの変化に気がつかないと、「信じられない！」と驚きます。そして、「この人は自分に対して無関心だ」と感じて、怒ったり悲しんだりします。その結果、大ゲンカに発展していく……。

ありがちな光景ですが、このすれ違いは、男女の脳の違いからすれば、仕方のないことだといえるでしょう。

男性は、脳の仕組みのために、細かい外見の違いには非常に鈍感なのです。

男性は、脳梁が女性よりも発達していません。とくに、言語中枢の右脳と左脳の連絡部分の神経線維の量は、女性と比較すると大変少ないのです。

ですから男性は、コツコツと情報を重ねていく左脳タイプと、あくまで直感で勝負の右脳タイプに分かれることが多いようです。

右脳型の男性は、奥さんのヘアスタイルが変わっていることを「画像」としては認識できても、それを言語に置き換えて表現することが苦手です。

一方、左脳型の男性は、奥さんの見た目の変化に、まったく気づかない場合も多いようです。

でも、そんな左脳型男性は、奥さんの誕生日や結婚記念日といった記号を介した情報ならば、言語情報に置き換えて記憶することが得意です。きっと記念日を忘れることなく、毎年プレゼントをくれることでしょう。

短所は、裏返せば長所にもなるのです。

とにかく、男性は生まれつき、左右の脳をバランスよく使うことが苦手です。

この事実を覚えておくだけで、自分の夫や恋人の「えっ」と思うような理解に苦しむ言動を理解する、大きな手助けとなるはずです。

ここで、男性の脳の方が得意としている分野も紹介しておきましょう。

それは、「空間認知能力」と呼ばれる分野です。男性は女性よりも方向感覚に優れているということですね。

少し前にベストセラーになった『話を聞かない男、地図が読めない女』（主婦の友社）という本の基になった考え方です。

大きい男性脳、シワが多い女性脳

とくに顕著な男女の脳の差は、その大きさです。

成人になると、男性の脳の方が、女性の脳よりも平均して約10％大きいことが知られています。

そこで、以前は、女性より男性の方が脳の機能は優れているといわれていました。

しかし、最近になって、さまざまな研究の結果から、決して男性の脳の方が優れているとはいえないことが判明しました。

今ではむしろ、**女性の脳の方が優れているのではないか**とまでいわれるようになってきたのです。

というのも、女性の大脳皮質のシワは、男性の脳のシワよりも数が多くて深いという特徴があるのです。

大脳皮質のシワは、とても重要なものです。

高等動物になればなるほど脳のシワが増え、深くなっていくのですが、これは大脳皮質の表面積を増やすためなのです。

女性の大脳皮質の表面積は、10％も大きな男性の脳よりも、むしろ広いほどです。

認知症の人の脳をCTスキャンで撮影すると、大脳が萎縮《いしゅく》し、シワが浅くなるという変化が起こっていることがわかります。

それとは逆に、女性の脳はシワの数を増やし深くすることで、認知機能を上げているのかもしれません。

男と女のストレスは〝根本的に〟違う

最近、活発に脳を働かせているときの脳の血流が測定できるようになったことで、より多くの事実が発見されました。

この検査方法で判明した男女の脳の違いの中で、とくに興味深いことは、他人と会話しているときの脳の血流に違いがある、ということです。

男性の脳は、他人と会話をしているとき、左脳の血流だけが増加しています。

これは、男性は会話中は会話することだけに専念しており、文字通り「会話を言語情報としてインプットしている」ということを示しています。

ところが、女性の脳は、会話中、左脳と右脳の両方の血流が増加しています。

このことは、女性は会話をしている最中でも常に五感を働かせており、相手の表情やしぐさ、さらにファッションやヘアスタイルへも注意が働いているということを示しているのです。

さらに女性の脳は、会話の内容だけでなく、視覚などから得られた情報を脳梁を通して言語化することで、左脳にインプットするという作業すら同時並行で行なっているのです。

こういった**脳の違いから、男女では、ストレスの原因も大きく異なる**ということがわかります。

女性は、話し相手がいないことでふさぎ込みやすく、また、周囲の状況や関係者の表情や態度、行動の変化に敏感に反応しやすいのです。

ストレスの原因が違うのですから、それぞれの性別に特化したメンタルケアがあってもよさそうなものなのですが、これらの脳の性差は、メンタルヘルスをあつかう心

会話に集中する男性、常に五感を働かせる女性

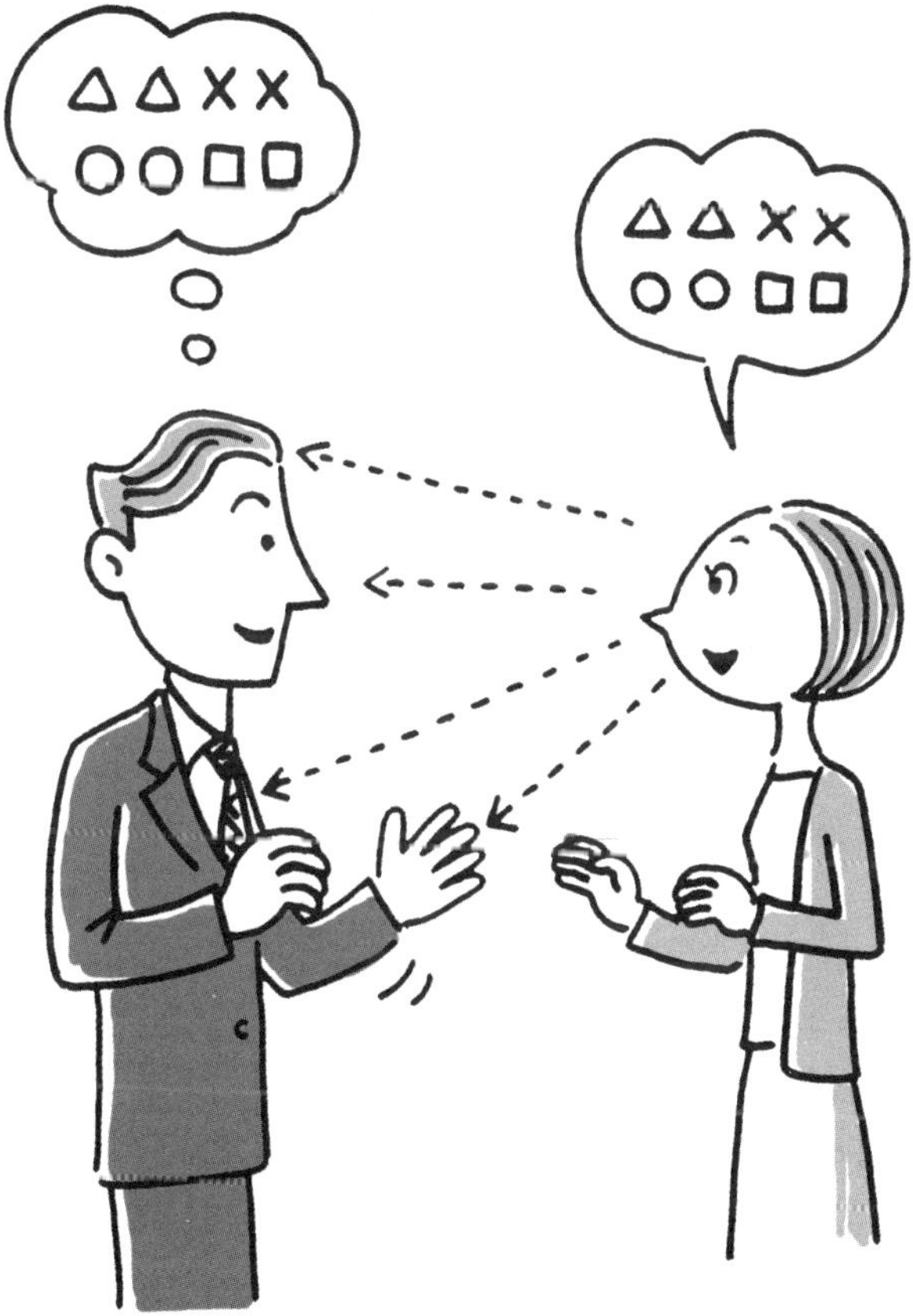

療内科や精神科などでは見逃されてきました。

最近になって、ようやく女性医学やレディースクリニックなど、従来の産婦人科だけでないあつかいの女性専門の医療機関が増えてきましたが、脳の性差まで考慮して女性のメンタルヘルスをあつかってくれる医療機関は、まだまだ不足しています。

これは、今後改善しなくてはならない課題でしょう。

私が、この本を「女性の脳」にとくに注目して執筆したのは、このような理由からなのです。

女性は「同じストレス」を「繰り返し受ける」

ここでは、左脳と右脳の両方を使いこなし、あらゆる情報を言語化して記憶にインプットする女性の脳の特徴とそのメリット、デメリットについて、説明したいと思います。

女性の脳は、無意識のうちに、お互いを観察し調和を保つことで、争いを避けようとしています。一方、このような情報処理を無意識のうちに繰り返してしまうために、

女性脳のメリット・デメリットを知ろう

メリット

- 他人の服装やしぐさなどに細かく気づける
- 相手の気持ちを汲み取れる（会話の内容以外の情報を入手できる）
- 周囲と調和が取れる
- 気配りができる
- 争いごとを避けるのがうまい

デメリット

- 相手の気持ちがわかるために、自分のいいたいことをいえない
- 相手の態度や表情などを過大に気にして、気に病むことがある
- 会話の内容や周囲の情景などを、鮮明に記憶し続ける

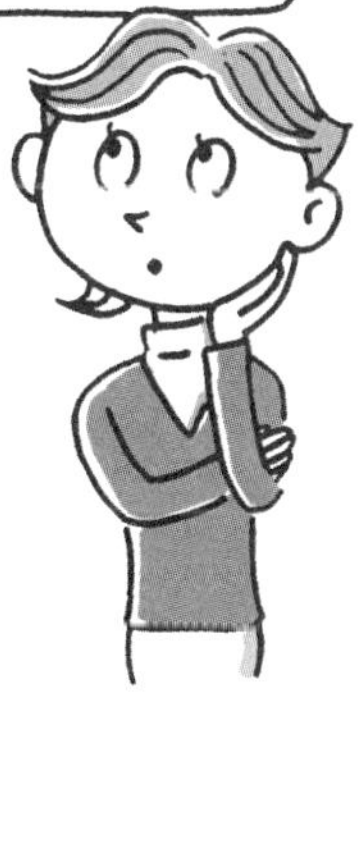

女性の脳にはデメリットも存在します。

毎日の生活は、記憶にとどめたい楽しいことばかりではないでしょう。どちらかといえば、その場で忘れてしまいたいような嫌な出来事の方が多いかもしれません。

それでも、女性の脳は、会話を交わした相手の言葉だけでなく、しぐさや表情、そしてその場の雰囲気までも、無意識のうちに鮮明な文字データとして、記憶に刻み込んでしまいます。

その結果、ふとしたときに何かを想起させる出来事が起こると、以前経験した思い出したくない場面が、あたかもその場にいるような感覚で、脳内でリアルに再現されてしまいます。

つまり、1回のストレスを、何度も繰り返し受けることになってしまうというわけです。

このデメリットが、女性に特有のストレスの一部なのかもしれません。

しかし、このデメリットを裏返せば、**楽しい状況を何度も思い出し、幸せな気分を繰り返し体験できる**というすばらしいメリットにもなりえます。

この本では、女性の脳が持つすばらしい特性を、あらゆる年代の女性がフルに活用するための生活習慣、とくに食事や栄養についての習慣やコツなどについてお伝えします。

女性のストレスはどこから生まれるのか？

ところで、ストレスという言葉を普段何気なく口にしますが、「ストレス」とはいったい何でしょうか？

具体的に説明しようとすると、意外にむずかしいのではありませんか？

私が患者さんに「あなたのストレスは何ですか？」と質問すると、ほとんどの人が「人間関係」と答えます。

ストレスの相手が職場の上司や同僚だと、人間関係のストレスが仕事へも影響するようになりますから、確かにこれは大問題です。

ストレスの定義にはいろいろありますが、ここではシンプルに説明するために、単に**「人を緊張させる外的要因」**としましょう。

ここでいう「外的要因」とは、外側から自分に対して影響を与えるもので、しかし自分ではどうすることもできないものを指します。

例えば、いつもイライラしている怖い上司が、あなたの職場にいたとしましょう。上司の機嫌は、あなたにはどうしようもありませんが、上司の存在はあなたに大きな影響を与えます。

これが「外的要因」です。

イライラした上司の厳しい態度によって、あなたは体が緊張し、精神的にもビクビクした心理的状態になります。

あなたに影響を与えるものですから、怖い上司はすなわちストレスということができます。

私の患者さんに、ご主人のきつい言葉がストレスになっている主婦の方がいますが、彼女はご主人の帰宅時間が近くなると、心と体が緊張状態になるそうです。

ですから、彼女の場合は、ご主人の存在がストレスといえますね。

この定義から、上司やご主人の他にもストレスになることがないか、考えてみましょう。

例えば、梅雨の時期になると、メンタルを含めた体の調子が悪くなる人がいます。また、冬季うつといわれるタイプのうつ症状があります。これは、晩秋から冬季にかけてうつ症状が強くなる、特徴的なうつ病のことです。

女性の場合は、月経にともなって体調や精神状態が変化することがよくあります。ここで例として挙げた、梅雨・冬・月経などは、自分ではどうすることもできない要因で、しかしあなたの体に確実に影響を及ぼすので、これらもストレスと見なすことができます。

普通、ストレスというと、精神的なプレッシャーがある人間関係や環境を想像しますが、実は、ここで挙げた**気圧や季節の変化、さらに女性の月経やホルモンバランスの変化なども、私たちの体にとっては等しくストレス**なのです。

これらは、私たちの体に対して、まったく同じ影響を及ぼします。

ストレスは〝軽いとき〟ほど要注意！

毎日何気なく生活していても、ストレスは否応なく襲ってきます。

先ほど説明したように、天候や月経までストレスなのですから、ストレスを避けることは不可能でしょう。

そして私たちの体は、大小さまざまなストレスに対して常に反応してしまいます。強いストレスを受けたときは、「緊張している」と体や心の変化を自覚することができますが、ストレスが軽い場合は自覚することができませんから、かえって要注意なのです。

「自分は今、ストレスを受けている」と自覚していない程度の軽微なストレスであっても、実は、体はストレスに対して敏感に反応しているのです。

人間の体は、ストレスを感じたとき、交感神経が刺激されます。

交感神経とは、自律神経の1つで、私たちの体を無意識のうちに環境へ順応させる働きをしています。

暑いときに汗が出たり、寒いときに鳥肌が立ったり、運動すると心拍数が上がったり、眠たくなると手足が温かくなったり、風邪をひいたときに熱が出たりするのもすべて、自律神経の働きによるものです。

交感神経が刺激されたときの体や心の反応とは、いったいどんなものなのでしょうか。

それは、「敵に追いつめられ、もう逃げ場がなくなってしまった」という状況を想像すると、わかりやすく理解できると思います。

つまり、心臓の鼓動はドキドキし、手足は冷たくなり、首や肩の筋肉が緊張し、ときに頭痛まで生じます。

また精神的にも緊張した状態になり、イライラしたり、そわそわしやすくなったりします。ときには怒りやすくなったり、攻撃性が増したりすることもあります。

ストレスを受けると、脳内で何が起きる？

ストレス下にある脳では、大量の神経伝達物質が分泌されています。

人間の脳を使って実験をすることはできませんから、脳の内部は今でもブラックボックスなのですが、およそ37ページの図にあるような物質のバランスによって、感情がコントロールされていると考えられています。

この本では、これらの神経伝達物質のことを「脳内ホルモン」と表現することにします。

厳密にいうと医学的なホルモンとは異なるのですが、私たちの感情を調節する重要な物質であることから、便宜上、ホルモンという表現にしています。

ストレスを感じているときは、主に興奮系脳内ホルモンの合成が盛んになっています。

人間も地球上の生きものなので、いつ敵に襲われるかわからないストレスを前提にして、多くの興奮系の脳内ホルモンを準備しているのです。

これらの脳内ホルモンは、すべてタンパク質を原材料としています。そして、多くのビタミンやミネラルの力を借りることで合成され、つくられているのです。

つまり、**ストレスを感じた脳は、タンパク質、ビタミン、ミネラルを大量に消費**し始めます。

ですから、強いストレスを受けたり、ストレス状態が長引いたりすると、すぐに脳内ホルモンの合成に必要な栄養素が足りなくなってしまうのです。

これが、私が先ほど述べた「現代人に特有の栄養失調」の正体なのです。

私のクリニックには、他の医療機関でうつ病、パニック障害、不安障害、適応障害、

感情のバランスはこうやって保たれている！

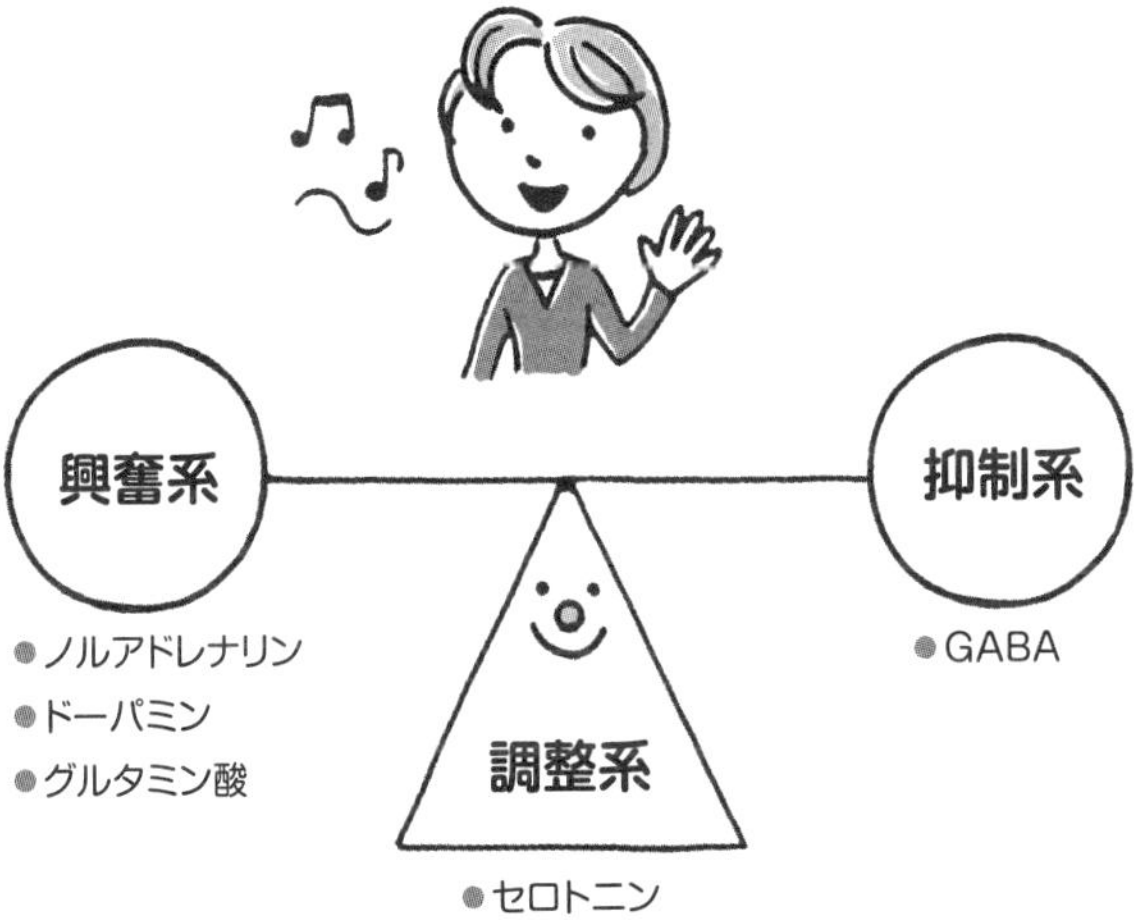

脳内ホルモンのバランスが崩れると……

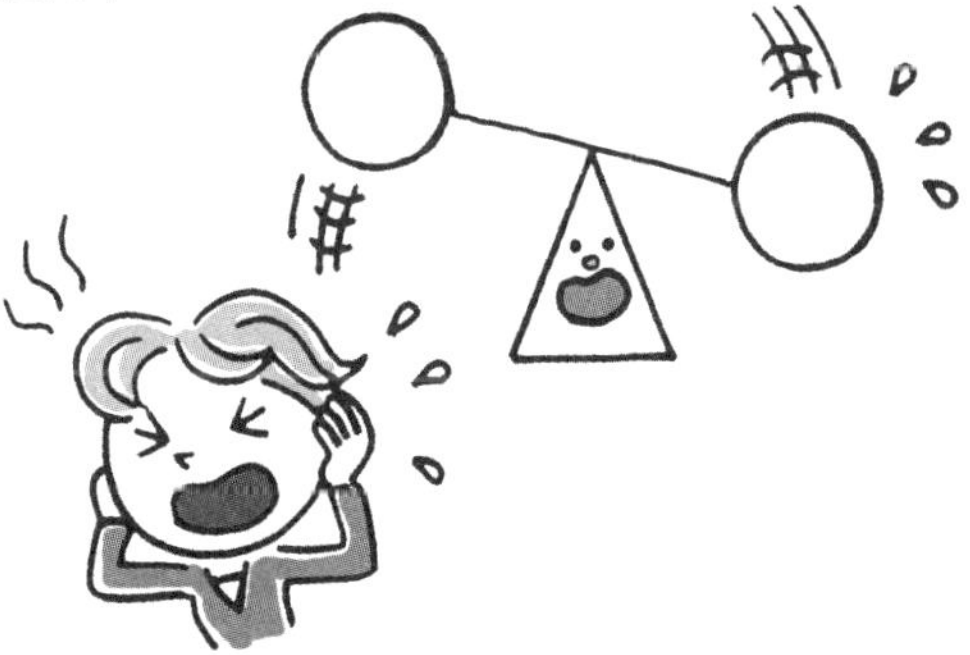

ときに人格障害などと、実にさまざまな病名をつけられた患者さんが訪れます。

私は、それらすべての患者さんに対して、初診のとき、栄養状態を調べる血液検査を行なっています。

すると、ほとんどの患者さんは、脳内ホルモンの必要充分量を合成するために必要な各種の栄養素が不足している状態になっているのです。

このことからも、**栄養不足が心のトラブルの一因**になっていることがよくわかります。

「感情」は食べものにも左右される

集中力を維持したり、リラックスしたりすることには、脳内ホルモンのバランスが深く関係しています。

これらの脳内ホルモンは、すべて脳神経細胞の中でつくられるものです。

では、脳内ホルモンを、口から摂取することは可能でしょうか?

答えは「ノー」です。

ＧＡＢＡ（ギャバ）入りのチョコレートを例にしながら説明しましょう。

以前、ＧＡＢＡ入りのチョコレートがはやったことがあります。脳をホッとさせる働きがあるＧＡＢＡを混ぜることによって、リラックス効果を高め、ストレスを消すという触れ込みのチョコレートです。

しかし、脳内にある脳内ホルモンは、すべて脳神経細胞でつくるのが原則です。いくらＧＡＢＡ入りのチョコレートを食べたとしても、そのことで脳内のＧＡＢＡが増加したり、食べた人がリラックスしたりするなんてことはありえません。

というのも、脳は体から独立しています。

そして、脳に対して直接作用するような物質は、基本的に「血液脳関門」という関所でストップされ、脳内へ運ばれない仕組みになっているのです。

ですから、食材に含まれている脳内ホルモンは、血液脳関門を通過することができません。

やはり、脳内ホルモンを活発につくるためには、脳内ホルモンの材料であるタンパク質をしっかり摂取するしかないのです。

そして、**大切なのは、脳内ホルモンの「バランス」**です。

集中すべきときに集中でき、リラックスすべきときにリラックスすることもでき、意欲を保ち続け、楽しめるときには楽しめる……。

心をそんな状態にするには、脳内ホルモンのバランスが保たれていることが必要条件なのです。

どれかが多すぎても少なすぎてもいけません。

集中力を上げるノルアドレナリンも、量が多すぎるとバランスが乱れます。イライラ感が強くなったり、攻撃性が増したりするなどの不都合が生じます。

抑制系の脳内ホルモンＧＡＢＡが少なくなったときも、イライラ感が出たり攻撃性が増したりするなどの症状が現れます。

うつ病と診断されたときに、精神科の医師から処方される薬の中には、セロトニンやノルアドレナリンの濃度を上昇させるものがたくさんあります。

しかし、どちらかの脳内ホルモンが過剰になれば、その弊害は必ず出てきます。

私が、できるだけ薬に頼らずに食事で精神障害を改善しようというポリシーを持っているのは、こうした理由からなのです。

ちなみに、この堅固な関所「血液脳関門」にも１つの弱点があります。

この関所は、もともと自然界に存在していた物質には有効なのですが、人工物には効果がないのです。

つまり、アルコール、ニコチン、脳に作用する薬（覚せい剤なども含む）の数々に対しては関所の働きが効かないので、フリーパス状態になって脳に侵入してしまいます。

そこに、薬やお酒の怖さが潜んでいるのです。

お酒の怖さについては、154ページでもくわしく紹介します。

「栄養状態」から見るストレスに強い人、弱い人

ストレスに強い人、弱い人とはどんな人なのか？

心理カウンセリングの専門家であれば、心理的な観点から両者の違いを説明してくれるでしょう。

しかし、私は「栄養」に着目すれば、両者の違いがよくわかると考えています。

先ほど、ストレス状態の脳は、大量の栄養素を消費すると述べました。

ですから、脳と栄養の関係から考えると、**ストレスに強い脳とは「大量に消費される栄養素をまかない切れる脳」**のことです。

反対に、ストレスに弱い脳とは「消費される栄養素をまかない切れず、その結果として脳内ホルモンのバランスが乱れてしまう脳」といい換えることができます。

「食事を変えると脳が強くなる」メカニズム

栄養療法は、体の状態を食事やサプリメントで整える治療法のことです。

ですから、疲れにくくなったり、風邪をひきにくくなったりといった身体的な変化が起こるのは、皆さんも納得しやすいでしょう。

しかし、私のクリニックで栄養療法に取り組んでいる患者さんの中には、

「この治療法を受けてから、自分はストレスに対して強くなった」

という人がたくさんいます。

彼らがいう「ストレス」というのは、精神的なストレスのことです。

この治療を始める前は、ストレスによって眠れなくなったり、常にストレスの原因

が頭から離れなくて仕事を休むようにまでなっていた人が、同じ程度のストレスを受けても、ぐっすり眠れるようになったり、毎日の生活に支障なく過ごせるようになったりするのです。

これは**「気持ちの切り替えが上手になった」**ということもできます。

このような患者さんからの改善経過をお聞きすると、脳内ホルモンのバランスが整ってきて、多少のストレスではそのバランスが崩れなくなっているのだろうということが推測できます。

つまり、ストレスを受けている状況では、大量の脳内ホルモンが必要となり、多くの栄養素が消費されます。

そのとき、脳が必要としている栄養素が充分量供給されていると、ストレスによる消費の増加を充分に補い、バランスを保つことができるようになるのです。

「心の防波堤を高くする」栄養療法

私は、栄養療法とは、患者さんの「ストレスに対する防波堤の高さ」を高くする治療であると考えています。

タンパク質、鉄、ビタミンB群などが不充分な状態では、たとえ小さなストレスであっても、心の防波堤を軽々と乗り越えて、自分に影響を及ぼします。

必要な栄養素を効果的に補い、防波堤を高くしても、それを乗り越えるほど大きなストレスが襲ってくると、自分に影響を及ぼしますので、以前と同様のストレス反応を自覚してしまいます。

でも、安心してください。

以前と同じように眠りにトラブルが起こり、気持ちの切り替えができなくなったとしても、しっかりと食事やサプリメントなどによって栄養素が補給されていれば、とても早く回復するようになります。

患者さんの多くは、以前と同じようなストレス反応を感じると、最初は、

「私はがんばって栄養療法を受けているのに、まだ治っていない」

と感じて、とても落ち込みます。

しかし、以前であれば数週間寝込んでいたような状態が、栄養療法を受けた後では2〜3日で回復します。

心の壁を高くしてストレスを乗り切ろう!

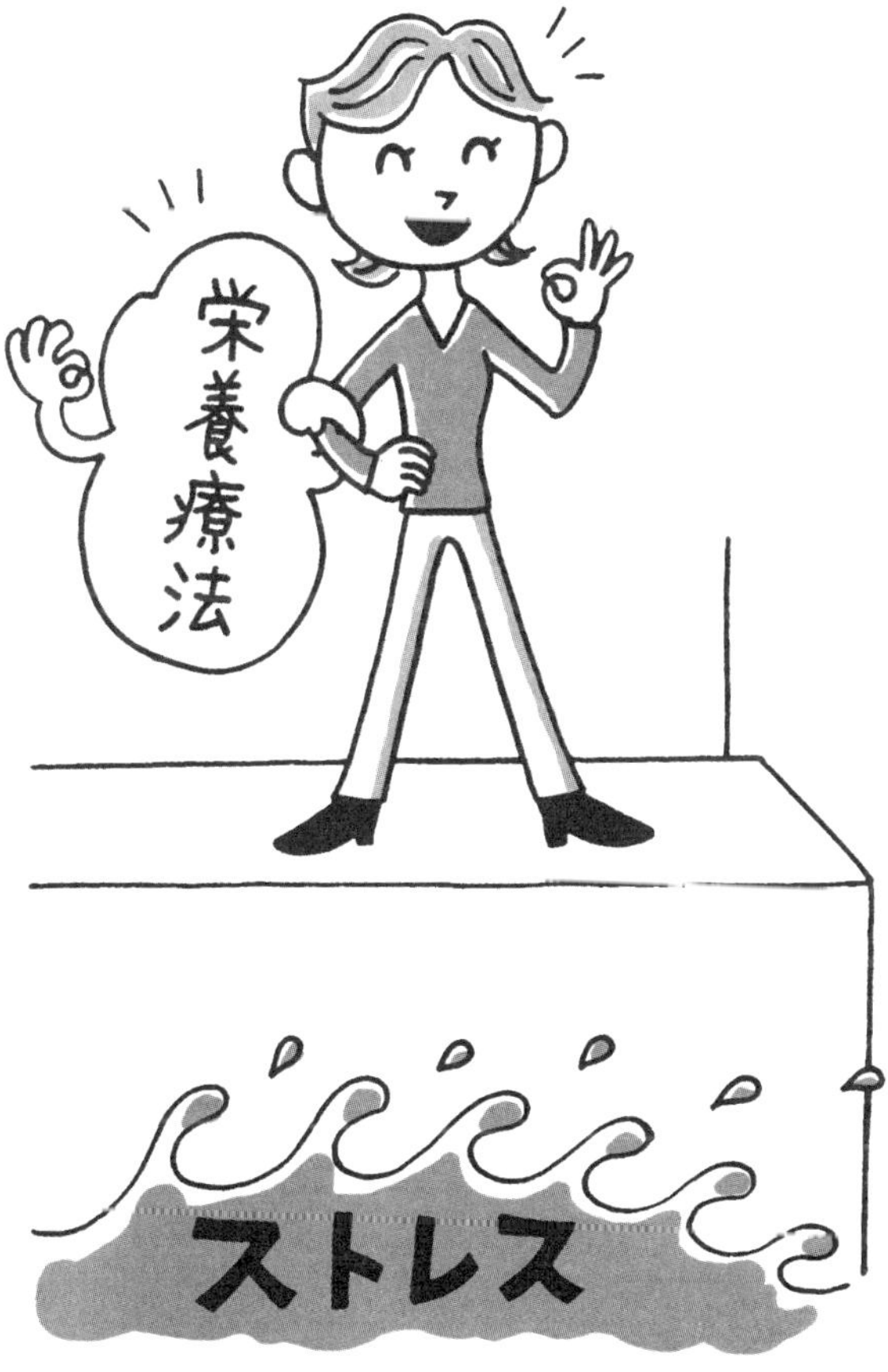

ですから、患者さんたちはすぐに、自分の脳や体が強くなっていることを実感しています。

食事を見直すと、人生は必ず変わります

こんな話もあります。

『スーパーマン』という有名なハリウッド映画があります。

その映画のヒロイン役に抜擢《ばってき》されたマーゴット・キッダーは、この当たり役によって、一躍有名女優の仲間入りを果たしました。

もともと、マーゴットは精神的に不安定なところがありました。

それが、有名になったとたん多忙になったスケジュールも影響して、彼女の精神症状はますます悪化していったのです。

そして、彼女はついに失踪してしまいます。

幸い、すぐに警察に発見され保護されましたが、彼女の精神状態は非常に悪化しており、状態はなかなか落ち着きませんでした。

マーゴットはハリウッドの有名女優ですから、周りのスタッフから、あらゆる治療をすすめられました。

一般的な投薬治療から、有名カウンセラーによるカウンセリングまで、その当時に行なわれていた一流の治療を一通り施されました。

それでも、マーゴットの症状は、根本からの改善が得られませんでした。

そんなとき、彼女は、カナダの精神科医であるエイブラハム・ホッファー先生を紹介され、受診をすすめられたのです。

しかし、マーゴットはすぐにはホッファー先生の治療を受けようとはしませんでした。

なぜなら、彼女はすでに何人もの精神科医を受診しています。

そこでは、これまでの家族とのトラブルや、夫との離婚、仕事上の人間関係のトラブルなどについて、繰り返しカウンセリングで取り上げられ、さらに抗うつ剤なども大量に服用させられていました。

その結果、精神科医への不信感を募らせたマーゴットは、なかなか受診する気になれなかったのです。

ただ、彼女自身がカナダ出身でホッファー先生と同郷であったことや、紹介してくれた人が、彼女が信頼する鍼灸《しんきゅう》の先生だったことから、マーゴットはついに重い腰を上げて、ホッファー先生を受診することになったのです。

はじめてマーゴットが訪れたとき、ホッファー先生は彼女にこう尋ねました。

「あなたは、今まで何を食べてきましたか？」

マーゴットはこのとき、ハリウッドに出てきてからの自分の食生活を、はじめて振り返って愕然《がくぜん》としました。

太ってはいけないからと、いつも厳しくカロリー制限していたこと。忙しいスケジュールのために、しっかりと食事のための時間を割くことができなかったこと。さらに、毎晩のように繰り返されるスポンサーとのパーティーなどで、アルコールを飲まない日はなかったこと、など……。

マーゴットは、ホッファー先生の指導に従って食事内容を見直し、必要な栄養素は、食事だけでなく、サプリメントでも摂取することにしました。

その結果、心身ともに健康な状態を取り戻したマーゴット・キッダーは、ハリウッドで映画女優を続けながら、心と栄養の関係についての講演活動をライフワークの1

つとして続けています。

私も、カナダのバンクーバーでホッファー先生を父親のように慕うマーゴット・キッダーの姿を目にしました。

2章 いつも元気な女性が「食べているもの」「食べないもの」

――「カロリー」ではなく「糖質」に気をつける

脳はもっとも「食いしん坊」な臓器

脳の重さは体重の約２％です。

しかし、脳のエネルギーの消費量は、体全体の約30％といわれています。

つまり、脳は大変食いしん坊な臓器なのです。

ここでいうエネルギーとは、いわゆるカロリーのことなので、脳は大量のカロリーを消費しているといえます。

私たちの細胞は、生存に必要なエネルギーをつくり出すために、細胞の中にあるミトコンドリアというゾウリムシのような器官で、大量のビタミンB群と鉄の助けを借りながら、カロリーを消費しています。

つまり、**脳はカロリーと同時に、大量のビタミンB群と鉄をも必要としている**わけです。

ダイエットを目的に極端なカロリー制限をしていたり、忙しさを理由に食事をとらずに仕事に没頭していたりすると、頭がボーッとしてくるでしょう。

これは、脳に必要なカロリーが不足するために起こる現象ですが、実はそれだけではありません。

ビタミンB群や鉄が不足しているためでもあるのです。

若い女性の中には、月経前や月経中になると、頭がボーッとしてしまうという人がたくさんいます。

これは、月経の出血によって鉄が失われるためです。

たとえ貧血の症状が出ていなくても、脳に必要な量の鉄を充分に摂取できていない女性がほとんどなのです。

しかし、自分が鉄不足だと自覚している女性は、まだまだ少ないのが現状です。

この慢性的な栄養不足は多くの人に共通する問題なので、4章でくわしく述べることにします。

朝ご飯はしっかり食べなさい

もう1つ、脳が食いしん坊である理由があります。

起きているときも寝ているときも、脳が消費するカロリーには、ほとんど変わりがないのです。

筋肉や他の臓器は、寝ているときやじっとしているときは、その活動性に応じて消費カロリーは低下します。

しかし、脳はリラックスしているときでも寝ているときでも、消費するカロリーに大きな違いはありません。

寝ている間も、脳が大量のカロリーを消費しているということは、夕食から次の日の朝食までの間に、カロリーが消費し尽くされてしまうということでもあります。

食育の現場で、よく「朝ご飯をしっかり食べなさい」といわれるのは、これが理由です。

朝ご飯を食べることで、栄養がカラカラに干上がった体にエネルギーを補給しなければ、午前中の活動に大きな支障が出てしまうのです。

1日を元気に過ごしたいのなら、必ず**朝ご飯をしっかり食べる習慣**を身につけてください。

朝ご飯で脳を目覚めさせる

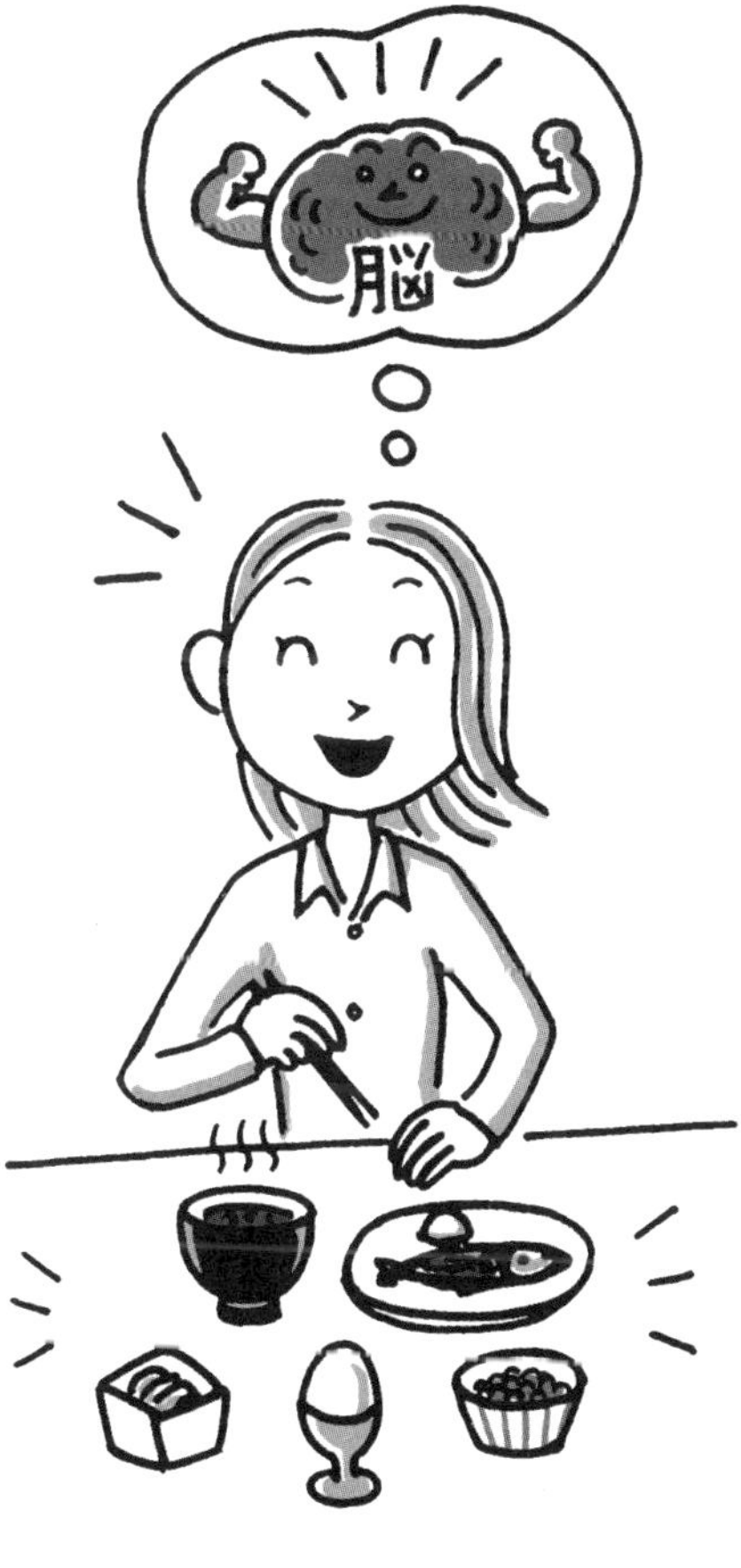

脳にエネルギーを安定供給する

集中しているときでも、リラックスしているときでも、脳は常に一定量のカロリーを消費し続けています。

ですから、エネルギーを常に安定した状態で供給しなくてはなりません。

通常は1日3回の食事で、安定したエネルギーを脳に供給することができます。

しかし、代謝が狂ってしまうと、脳は1日3回の食事では足りなくなることがよくあります。

とくに、筋肉や脂肪の量が減っている状態では、脳に対して安定したエネルギーを供給することができず、さまざまな脳のトラブルを引き起こす可能性があります。

私のクリニックに来る女性の患者さんの中にも、筋肉量が極端に少ない人がたくさんいます。

充分な体重があっても、筋肉量が少ないケースだって多々あります。

そんな人には、摂取カロリーをなかなかエネルギーに変換できないタイプの脂肪が体についているので、やはり脳に安定したエネルギーが供給されないのです。

そういった人たちには、寝る前の軽い補食（おやつ）や、午後に1～2回の補食が必要となってきます。

このとき、補食だからといって甘いお菓子を食べてはいけません。

補食の内容にはちょっとした工夫が必要なのですが、それについては3章で述べることにします。

疲れたときは「タンパク質」をしっかりとる

さて、ここまで脳が食いしん坊で、大量のエネルギーを消費していることを述べてきました。

そして、1章では、ストレスを感じたとき、脳では大量の栄養素が消費されているということを述べました。

これら失われた栄養素を、必要充分な量だけ補うことは、私たちにとってストレス社会を生き抜くために、とても重要なことです。

ストレスを感じたときに、つい甘いものを口にする人は多いと思います。

なぜ「甘いものは脳にいい」という〝迷信〟が、こんなに広まってしまったのでしょうか？　それは、脳が疲れたときや集中して勉強した後などには、甘いものを食べて血液中のブドウ糖の濃度（血糖値）を上げ、脳のエネルギー源であるブドウ糖の量を増やそうという考え方があったからです。

そのため、脳に必要な栄養素とは「食べるとすぐに血液中のブドウ糖に変わりやすい糖質（炭水化物）である」と考えられてきました。

ですから、これまでは医療関係者でさえも、

「疲れたときは、甘いものを食べて栄養補給をしましょう」

と呼びかけてきたのです。

しかし、研究が進んだ結果、ストレスによって脳が消費する栄養素が主にタンパク質やミネラルであること、そしてこれらは体のエネルギー源となるブドウ糖とは、まったく異なるものだということがわかってきました。すでにお伝えしたように、脳のエネルギー消費量は、起きているときも寝ているときも、その量に大きな差はありません。

たとえば肉――疲れたときは「タンパク質」を

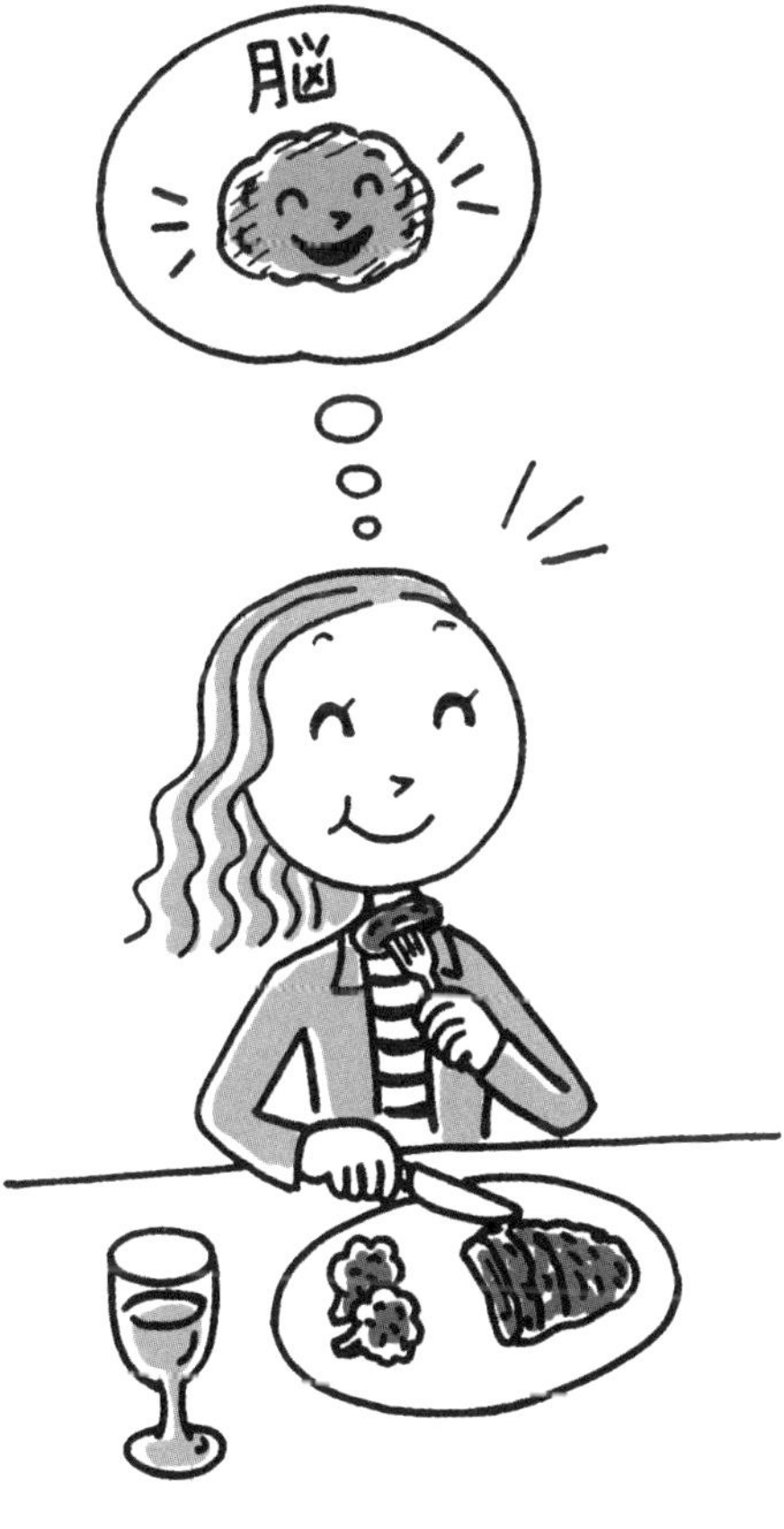

その代わり、ストレスを受けている状態の脳は、タンパク質やミネラルといった栄養素を盛んに消費しています。

つまり、**疲れた脳に必要なものは「甘いもの」ではなく、それ以外の栄養素**だったのです。

「甘いものは脳にいい」と思っていませんか？

私がそう説明すると、

「そんなはずはない。だって、甘いものを食べたら、ボーッとしていた頭がシャキッと冴《さ》えるじゃないか」

と反論する人がたくさんいます。確かに、その通りでしょう。

しかしそれは、甘いものを食べることによって血糖値が上昇し、その結果、脳内ホルモンのバランスが急激に整うことによって起こる、ごく一時的な変化です。

単なる、その場しのぎの応急処置に過ぎないのです。

いくら甘いものを食べても、ストレスによって失われてしまった栄養素を補給する

ことはできません。

これはつまり、脳内ホルモンをバランスよく合成するために必要な材料となる栄養素が不足したままということです。

甘いものでストレスに対処できる脳などつくれるわけがないのです。

しかも、甘いものを常食している人には、恐ろしい結末が待っています。

それは、「**砂糖への依存**」です。

ストレス解消の手段として、甘いものを食べ続けていると、徐々にこの応急処置が効かなくなっていきます。

食べた数時間後に、またさらに甘いものが欲しくなってしまうという、自転車操業状態をつくり出してしまうのです。

その結果、頻繁に甘いものが必要になったり、ときには甘いものへの依存状態にまで陥ってしまったりすることがあります。

砂糖への依存――これはまさに、人が麻薬中毒に陥っていく経過とまったく同じなのです。

「白米・パン・麺類」を制限する

ここでは、血糖値を上げる食べものの代表として「甘いもの」という表現をしましたが、正確にいうと、食べると血糖値がすぐに上がる食べもの全般のことです。お菓子のような明らかに甘いものだけでなく、白米、パン、麺類などの糖質（炭水化物）も同様です。

実際に、私自身も普段から糖質制限の食事をしています。

糖質制限とは、簡単にいうと、甘いものの他に白米やパン、麺などの主食といわれるものを、基本的に食べないようにすることです。

とくに、夕食ではできるだけ白米を食べないように気をつけています。ですから、自宅には私用のご飯茶碗がありません。

このことを患者さんに話すと、皆さん、一様にとても驚かれます。

「ええっ！　では、先生はいったい何を食べて生きているのですか!?」

私はご飯を食べなくても、おかずの肉や野菜をお腹いっぱいに食べて満足しているのですが、皆さんは夕食にご飯（白米）がないなどという状況は、想像もつかないようです。

「血糖値の乱高下」がストレスのもとだった！

最近になって、血糖値を24時間持続で測定することができるようになりました。血糖値といえば、人間ドックや健康診断でも、空腹時に行なう血糖値測定が有名です。この結果から、糖尿病の診断などをしています。

しかし、血糖値は、食べるものや食べ方、あるいは食べた後の活動性などに大きく影響されるので、空腹時の検査結果だけではわからないことが多いのです。

その点、この24時間持続血糖値測定なら、長時間計測を続けることができます。小さな電極を皮下に刺したままにしておくだけでいいので、最長で5日間もの間、連続測定ができるのです。

被測定者は、お風呂に入れないとはいえ、ほぼ普段通りの日常生活を送ったまま測定できますから、検査期間中の食事や仕事、運動、睡眠と血糖値との関係が、非常に

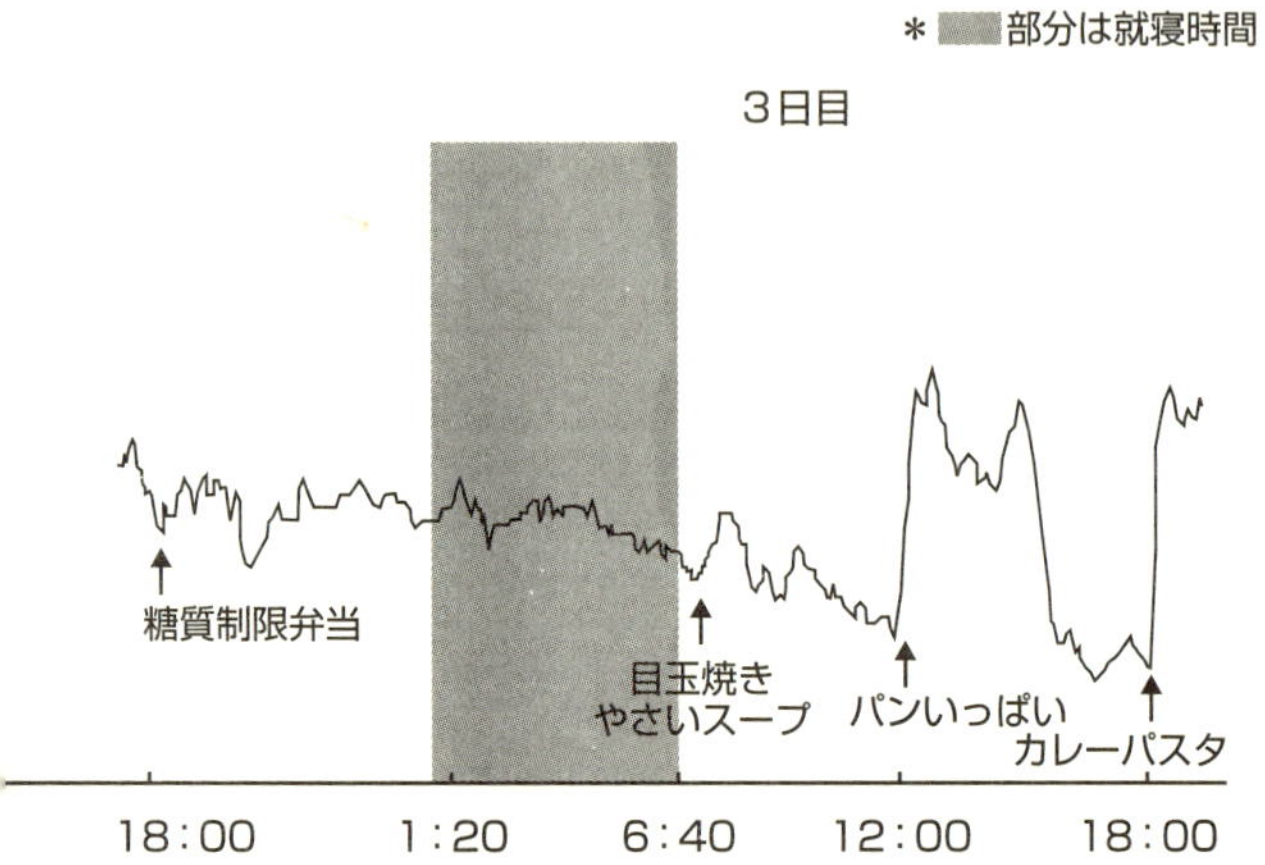

よくわかるようになりました。

上のグラフは、3日間の持続血糖値測定の結果です。

実は、これは私が被験者になってデータをとった検査結果です。

2日目の昼食と夕食は、普段通り、白米、パン、麺類、イモ類、甘いものなど、いわゆる糖質を食べない糖質制限メニューの食事をしました。

その他の日は、意図的にいろいろなものを食べてみました。血糖値の変動を見てみようと、自分を使って実験したのです。

3日間の血糖値測定の結果

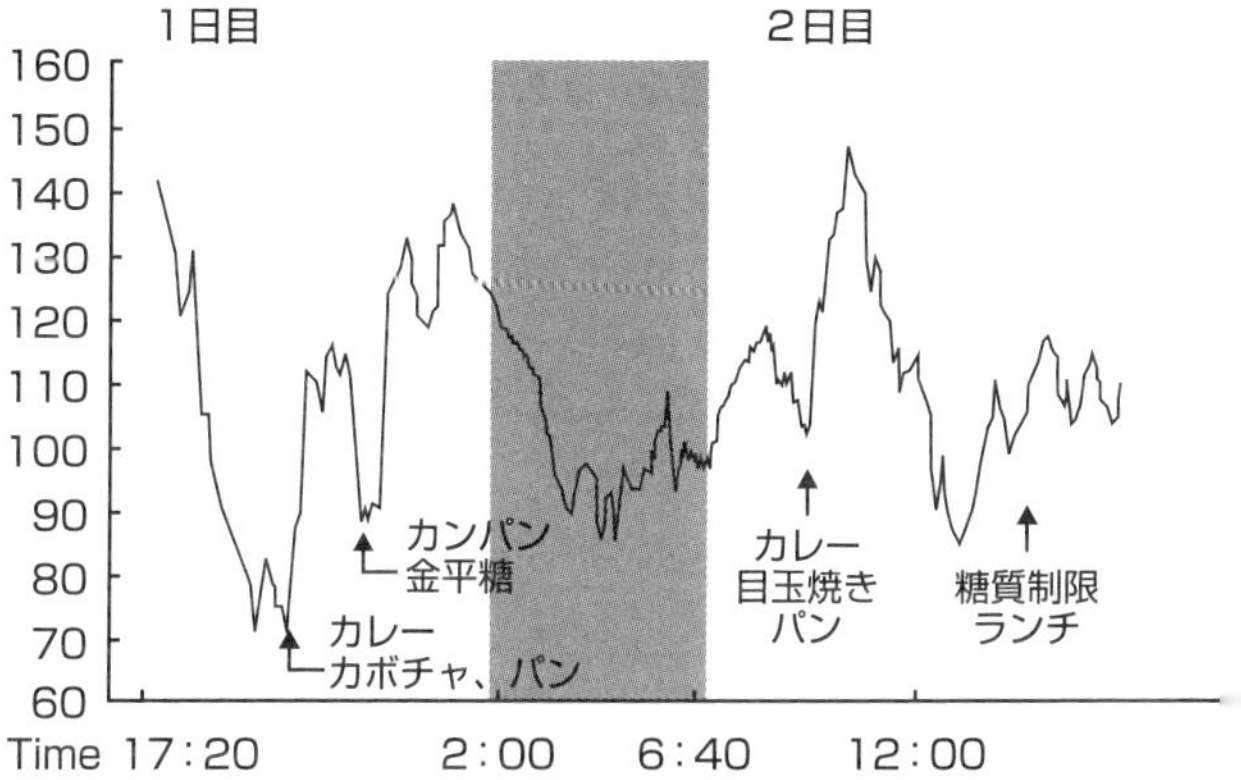

初日は、昼食から夕食、そしてその後の乾パンと、糖質をたっぷりととりました。

「たっぷり」と表現しましたが、これは糖質制限をしていない人にとっては通常の範囲内の食事です。

それに、デザートやお菓子など、砂糖を大量に含む甘いものは、一切食べていません。

それでも血糖値が激しく上昇し、その後、急激に低下していることがわかります。

一転して、2日目の昼食から夕食にかけて、そして寝るまでの時間は、糖質をできるだけとらない糖質制限メニューで過ごしました。

血糖値を上げるのは糖質だけですから、このような食事では、当然血糖値は上がりません。

糖質をたっぷり摂取した初日や3日目は血糖値が激しく上下していますが、糖質制限をした2日目は、血糖値が上がらない代わりに下がりもしていないことがわかります。

すなわち、糖質をとらず、血糖値を上げない日の方が、結果的には血糖値が下がる時間がないということなのです。

血糖値が下がると、甘いものを食べて集中力を増やそうとする人が多いのですが、甘いものを食べることで、かえって食べた後の血糖値が急降下します。

そして、結果的に低血糖を招いているのです。

低血糖の状態が続くと、風邪をひいてもいつまでもスッキリしない、肌のトラブルが治りにくいといった弊害が表われます。

この「血糖値の乱高下」は、脳に大きなストレスを与えます。

そしてその悪影響として、多くの心身のトラブルが引き起こされるのです。

「血糖値を安定させる」と眠りが深くなる

血糖値は、睡眠の質にもダイレクトに影響します。

私自身、糖質をたっぷりとった実験初日の夜は、熟睡することができませんでした。

ですから、2日目の朝は、何となく体がだるく、あごから頭にかけて、重いような不快な感覚がありました。

反対に、糖質制限メニューのみで過ごした2日目の夜は、とても寝つきがよく、ぐっすりと熟睡することができました。

翌朝も、首や頭の重たい感覚がなく、スッキリとしたすがすがしい目覚めでした。

初日の夜間の血糖値と、2日目の夜間の血糖値を比較すると、その違いは一目瞭然です。

熟睡できた2日目の夜は、血糖値の変動がほとんどありませんでした。

つまり、午後から夜にかけて糖質を控え血糖値を安定させて寝ると、睡眠中に血糖値が安定し、熟睡することができるのです。

夜中の「強い空腹感」にはわけがある

これは、私のクリニックの患者さんである30代の女性B子さんの話です。

B子さんは、就寝中に強い空腹感で目が覚めることがあり、そんなときは何か食べないとまた眠ることができないという症状に、頻繁に悩まされていました。

そこで彼女には、先ほどと同じ血糖値の測定検査を、自宅で3泊4日の日程で受けてもらいました。

その途中経過を紹介しましょう。

2泊目の夜、B子さんにいつもの「夜中の強い空腹感」という症状が出ました。深夜、猛烈にお腹を空かせた彼女は、まっすぐ台所へと向かい、冷蔵庫を開けました。そしてプリン・アラモードとクロワッサンを短時間でペロリと平らげてしまいました。そうしてからやっと、再び眠りにつくことができたそうです。

B子さんのこの夜の血糖値曲線は、目が覚める1時間ほど前に急激に低下していました。

彼女が目を覚ましたときには、すでに血糖値は上昇傾向を示していましたが、急激な血糖値の低下による自律神経の反動は、すぐには修正できなかったのだろうと思われます。

B子さんが夜中に目を覚ましたのも、自律神経の乱れによる影響でしょう。自律神経が乱れると、眠りが浅くなってしまうのです。

このように、睡眠中の血糖値の変動によって、眠りの質は大きく影響されることがわかっています。

ところが、このことは、不眠症や睡眠障害を専門にする精神科の医師にはまったく知られていません。

「睡眠薬を飲んでいるのに、どうも安定した眠りが得られない」とお悩みの方には、昼食から夕食にかけて、糖質制限をすることをおすすめします。

昼食と夕食は、ご飯やパン、麺類といった主食抜きで済ませるのです。もちろん、甘いデザートやジュースも御法度です。

また、眠る前に、ホットミルクを飲みながら、アーモンド数粒をゆっくりと食べることも、熟睡するためには効果的な方法です。

この組み合わせが、睡眠中の血糖値を安定させ、眠りを深くしてくれることでしょう。

人類がはじめて経験する「糖質過多」の時代

近代でも、狩猟によって食糧を得ていた人たちがいます。

それは、グリーンランドで生活していたイヌイットの人々です。彼らの食材は、アザラシの肉が中心でした。

グリーンランドは、夏のごく短い間だけ氷が溶けて大地が顔を出しますが、私たちが主食としているような米や小麦を育てることなど到底不可能な、厳しい環境の土地なのです。

イヌイットの人たちには、糖尿病、高血圧、アレルギー疾患、そしてがんの患者が少なかったことがわかっています。

ところが、ここ数十年間で、欧米からのパンや加工食品などに含まれる糖質の摂取が急激に増えてきたことにより、これらの疾患が急増することになってしまいました。

このことからも、人間にとって必ずしも糖質（炭水化物）が必要でないことがわかると思います。

確かに、現代人の脳にとって、ブドウ糖が主なエネルギー源であることは疑いようのない事実です。

しかし、脳は脂質由来のケトン体だってエネルギー源として有効に利用できるのです。

何も、デメリットの多い糖質を、わざわざたくさん摂取する必要はありません。

多くの女性の患者さんの代謝をくわしく検査してみると、「疲れやすい」「やる気が出ない」「イライラする」といった精神的な不定愁訴《しゅうそ》（原因不明の身心の不調）を訴える人の多くが、脳のエネルギー源を糖質にかたよって摂取しています。

この依存状態は、女性の月経にともなうホルモンバランスの変化が深く関係するために、男性よりも女性に多く起こるようです。

適切な食事をとり、不足していた栄養素を補うことによって、甘いものを食べたいという強い欲求は消えていきます。

それと同時に、多くの精神的な不定愁訴がなくなります。

患者さんを通して、私はそんな実例をたくさん見てきました。

体の不調が消える「甘いもの断ち」の効果

ここまで読んだ人には、甘いものはストレスの解消には決してならないことをわかってもらえたと思います。

私自身、もともとは大の甘党でした。

ですから、甘いものを食べた後の、あの何ともいえない幸せな感覚はよく知っています。いくら「砂糖は脳に悪い」といわれても、「この快感を絶対に手放すことはできない」と思われる気持ちもよくわかります。

しかし、「砂糖の恐ろしさ」を思い知った今、**私は甘いものを一切食べなくなりました。**

診察の合間に、休憩室でいただきもののお饅頭やケーキを頻繁に食べていた昔の私を知っているスタッフは、甘いものをまったく食べなくなった今の私を見て驚いています。

なぜ、甘党の私が、これほどまでにバッサリと「甘いものへの執着」を捨てることができたのでしょうか。

それは、こんな経験をしたからなのです。

甘いものを好きなだけ食べていたときの私は、午後の診察時間になって夕方が近づいてくると、手先が冷え、何ともいえないそわそわした感覚を覚えることが頻繁にありました。

その頃はまったく気づいていなかったのですが、実はこれら不快な症状の原因は、「缶コーヒー」でした。

以前の私は、冷蔵庫に常備してある砂糖入りの甘い缶コーヒーを頻繁に飲んでいたのです。甘い缶コーヒーに含まれている大量の砂糖を摂取することによって、これらの症状が引き起こされていたのです。

きっとこの本をお読みの方の中にも、同様に低血糖の症状を感じている人がいると思います。

この低血糖の症状によって、吸い込まれるような猛烈な眠気を感じたり、集中力が低下したりする人も多いようです。

あなたには、**昼食を食べた後、午後になると眠くてたまらなくなった**という経験はありませんか?

そんなときは、糖質のとりすぎによる低血糖を疑ってみてください。

甘いものから得られる「幸福感」は、ほんのひとときだけの、偽りのストレス解消だということを、どうか忘れないでください。

脳内ホルモンを整える「肉食」のすすめ

「甘いものが脳に悪い、ということはよくわかりました。では、何を食べたらいいのですか」

と聞かれることがよくあります。

私がおすすめするのは、「タンパク質中心の食生活」です。

食べものとしては、**肉、魚、卵を中心に食べる**ことをおすすめします。そして、血糖値を上げるご飯やパン、麺類をできるだけ控え甘いものを食べないようにすることです。

1章で、やる気や感情に深い関係がある脳内ホルモンは、脳神経細胞内でつくられると述べました。

現在、約50種類の脳内ホルモンの存在がわかっていますが、心の状態に深く関係する脳内ホルモンは、そのうち約20種類といわれています。

その中でも、これまで紹介してきた脳内ホルモンは、感情や心の状態を左右する代表的な脳内ホルモンです。

これらはすべて、タンパク質を材料にしてつくられています。

私のクリニックでは、**肉や卵をたくさん食べるように患者さんに指導する**ことが多いのですが、その1つの理由は、タンパク質が脳内ホルモンの材料だからです。

「肉好きの人」ほど毎日が元気

ここで、あるエピソードを紹介したいと思います。

以前、40代のC子さんという女性から、こんな相談を受けたことがあります。

C子さんは、ある有名雑誌の記者です。あるとき、編集長から「3週間で4kg減量するダイエット体験を記事にするように」と伝えられました。

そこで、C子さんは一般的な超低カロリーダイエット、つまり肉や卵などカロリーの高いものを食べるのは控え、毎日1万歩のウォーキングとジムでの運動というダイエットを始めました。

C子さんは肉をきっぱり断ち、タンパク源としては大豆製品のみを食べるように心がけました。

そうして3kgほど体重が減ったとき、C子さんは、急激にうつ症状が出てきたことを自覚しました。

そこで、食べものとうつ症状の関連について調べようとインターネットで検索した結果、私のクリニックを見つけ、連絡してくれたのでした。

私はC子さんに、肉を食べてもダイエットすることは充分可能であることや、その理由、そして、この先さらに体重を減らすにはどうすればよいか、などを具体的に説明しました。

すると、その数日後に、

「先生のアドバイス通りお肉を食べるようになったら、とたんにうつ症状が出なくなりました。お肉の力はすごいですね！」

というメールが彼女から届きました。

肉を食べるようになったら、うつ症状がなくなった――。

これは、肉に含まれる動物性タンパク質からアミノ酸がつくられ、そのアミノ酸が意欲を保つ働きを持つノルアドレナリンやセロトニンをつくったからです。

ダイエットのために極端に肉を控えたことが、ダイエット中に起こったC子さんのうつ症状の原因だったのです。

女性だからこそ「肉を食べる」が鉄則

一般的に、「肉好き」というと、もっぱら男性が多いようなイメージがあります。焼き肉やステーキを好んで食べるのは男性で、女性は甘くてかわいらしいスイーツを好む……。

しかし、女性に糖質過多のお菓子はおすすめできないことは、今までにみっちりお伝えしてきましたね。

さらに、私は女性だからこそ、もっと肉を食べてほしいと考えています。

それは、こんな理由からです。

血液内科を専門にしている内田立身先生が書かれた本に、『鉄欠乏性貧血』（新興医学出版社）というものがあります。

内田先生は、日本人女性の食事内容をきめ細かくチェックしました。

その結果、一度鉄欠乏状態になってしまった場合、月経がある年代の女性には、日本人の食事内容では、その不足分を補うことは不可能であることを指摘しています。

また、有名な栄養に関係する本として、イギリスで改訂が重ねられている、〝Human Nutrition and Dietetics〟というものがあります。

この中では、現代の女性に共通する栄養の問題点は鉄欠乏であり、それは肉の摂取量が減ったことが原因であろうと書かれています。

日本人の何倍もの肉を食べている欧米人でさえ、肉不足によって鉄欠乏が起こっているというのです！

ましてや、欧米人ほど肉を食べる習慣のない日本人女性の鉄欠乏がどれほど深刻であるか、想像しただけで恐ろしくなりますね。

鉄欠乏は、月経がある女性すべてに共通する問題であるといえます。

知っておくべき「適切なコレステロール値」

肉をたくさん食べることで「コレステロール値が高くなるのでは？」と心配している人もいるのではないでしょうか。

確かに、これまでコレステロールはとかく「悪者」としてあつかわれがちでした。人間ドックや血液検査などでは、「コレステロールは低ければ低いほどよい」といわれていますが、それはとんでもないまちがいです。

コレステロールは、ある程度の量は絶対に必要なのです。

くわしくは4章で述べますが、人間がストレスに打ち勝つためには、脳内ホルモン、女性ホルモン、そして骨を丈夫にしてうつやがんを予防するビタミンDといった多くの栄養素が必要です。

これらの大切なホルモンやビタミンは、人間の体内で、コレステロールを原材料にして合成されています。

実際に、私のクリニックでも、低コレステロールのうつ病患者さんよりも、ある程度コレステロール値が高いうつ病患者さんの方が、症状が早く改善する傾向にあります。これは、臨床医としての私の経験からくる実感でもあります。

一般の人はあまり認識していませんが、低コレステロールという状態は、本当にデメリットばかりなのです。

とくに女性の低コレステロールは大問題です。

コレステロール値が低いと、産後のうつ症状が起こる確率が高くなりますし、イライラしたり、攻撃性が増したりといった精神症状が出やすくなります。

「女性には、適正量のコレステロールが絶対に必要なのだ」ということを、どうかこの本で覚えてください。

最近になって、血液中のコレステロールの適切な値は、性別や年齢、さらに血圧や糖尿病の有無によって大きく異なるということがわかってきました。

これまでのコレステロール値は、性別や年齢の違い、その他のリスクファクターを無視した基準値でしたから、この値を判断基準にしてはいけないのです。

1年間「肉だけ」を食べて過ごしたら……？

1920年代に行なわれた、ある興味深い実験があります。

人間を被験者にした実験なので、厳しい倫理委員会がある現代ではとても再現不可能な実験なのですが、それだけに非常に貴重な実験結果となっています。ここで紹介しましょう。

この実験には、30代と40代の男性2人が参加しました。

彼らに伝えられた指示はただ1つ、

「1年間、肉のみを食べよ」

という突拍子もないものでした。

この2人の被験者は、本当に1年以上肉だけを食べて生活したのですが、彼らの体には、あるおもしろい変化が生まれました。

なんと、2人とも体重がおだやかに減少し、便通が改善したというのです！

さらに実験の期間中、彼らの精神状態は安定しており、健康状態にも何の問題もありませんでした。

わずかにビタミンCとカルシウムの減少が見られたものの、深刻な欠乏状態にはほど遠いものだったようです。

そして、彼らの実験期間中の摂取カロリーは、平均して1日に約2500キロカロリー以上という高いものでした。

これだけ高カロリーの食生活を送って、肉由来の脂をたくさん摂取していると、動脈硬化が心配になりますね。

一般的に、肉や卵といったコレステロールを含む食材をたくさん食べると、動脈にコレステロールが沈着し、動脈硬化を引き起こすと考えられています。

しかし、被験者2人には動脈硬化を疑う変化は、一切現れなかったそうです。

なぜ、高カロリーの肉しか食べていなかった人たちが、動脈硬化にならなかったのでしょうか?

答えは簡単です。

「肉や卵といった高コレステロールのものばかり食べていると、動脈硬化になる」という通説の方がまちがっているのです。

この通説は、ウサギを使った、ある古い実験から導き出されたものです。草食動物であるウサギに卵を食べさせ続けた結果、ウサギの血管にコレステロールが沈着し、動脈硬化が起こった……。

大昔のこんな実験結果が、現在まで生き続けているのです。

しかし、消化や代謝の仕組みは、人間とウサギではまったく異なります。そんな実験結果を人間に当てはめるには、無理があります。

なぜ牛は草だけで生きられるのか

先ほど、「ウサギを使った実験の結果を、人間に当てはめることには無理がある」と述べましたが、意外なことに、医療関係者の中にも勘違いしている人はいるようです。

健康をあつかう多くのテレビ番組に出演している、ひめのともみクリニックの院長、姫野友美先生は、心療内科がご専門です。

姫野先生は、『心療内科へ行く前に食事を変えなさい』（青春出版社）などの著書でも紹介していますが、多くの患者さんへ栄養指導を行い、心のトラブルに対応されています。

そんな姫野先生が、以前、健康番組の裏話を教えてくれたことがありました。

実は、医師の中にも「肉は体によくない」と信じて疑わない人がいます。ある健康番組に出演している有名な医師も、そうした考えをお持ちだったようです。

その医師が、姫野先生にこんな話をされました。

「牛は草しか食べていないのに、あんなに大きな体に成長するでしょう。植物の力はすごいのです。我々人間だって、野菜さえ食べていればいいんじゃないでしょうか。肉なんて食べる必要はないと思います」

姫野先生は、雑食性である人間と、草食動物である牛とを同じように議論していることにあきれはててしまいました。

そして、同じ医師として恥ずかしく感じると同時に、この先生とは科学的な話ができないなと感じたそうです。

確かに、牛は草しか食べないのにもかかわらず、大きな体に成長します。牛乳を大量につくることもできますし、その体には霜降りの脂が乗った良質の肉がつきます。

しかしそれは、牛には人間とはまったく異なる消化吸収のメカニズムがあるからなのです。

牛が4つの胃を持っていることはご存じですね。

第1の胃は、焼肉屋さんではミノと呼ばれるものです。

ここには大量の微生物が住んでいます。牛が飲み込んだ草は、第1の胃で大量の微生物のエサとなり、微生物の働きで発酵させられます。

この過程で、胃の中に脂肪酸やタンパク質が大量につくられるのです。

牛は反すう動物なので、一度飲み込んだ食材を再び口に戻し、よく噛《か》んでから再び飲み込みます。

ここで、草と微生物と一緒に、微生物によってつくられた脂肪酸やタンパク質をも再度口に戻し、飲み込んでいるのです。

つまり、牛は草しか食べていませんが、結果的には動物性タンパク質と脂肪も食べていることになるのです。

ですから、特殊な4つの胃を持つ牛と、大量の強い酸である胃酸が分泌されていて、微生物など住みようがない胃を持つ人間とでは、根本的に違いがあります。

牛と人間に必要な栄養素が、同じはずがありません。

とはいえ、肉が高カロリーなのは事実です。

そのため、これまで「肉はダイエットの大敵」と考えられてきました。

しかし、先ほどの実験で、2人の男性は、肉ばかりという高カロリーの食事を毎日とっていたにもかかわらず、体重がおだやかに減っていったと記録されています。

これは、おそらく本当のことでしょう。なぜなら、私もクリニックで、糖質制限が必要な患者さんには、肉と魚中心の食生活に切り替えるように指導しているのですが、やはりおだやかに体重が減っていく人が多いからです。

もちろん「肉しか食べない」などという極端すぎる食生活には反対ですが、**「肉は体に悪い」「肉を食べると太る」といった通説が誤りだ**ということは、もっと多くの人に知ってほしいと思います。

食事はやっぱりバランスが一番大事

タンパク質を材料として脳神経細胞で脳内ホルモンがつくられる過程では、多くの栄養素が必要となります。とくに、ノルアドレナリンやセロトニンをつくる過程では、鉄が必要になります。ノルアドレナリンやセロトニンが不足すると、うつ症状が生じますから、鉄は非常に大事な栄養素なのです。

鉄は、月経のある女性にとってもっとも不足しやすい栄養素です。

そのため、うつ症状を訴える女性の患者さんには、鉄不足がないかどうかをくわしく調べなくてはなりません。

ところが、「貧血さえなければ鉄不足ではない」と判断してしまう一般的な評価では、脳内ホルモンの合成に必要な鉄が足りているのかどうかを判断することはできません。

鉄は、女性にとってとても大切な栄養素なので、4章でくわしくお伝えします。

またすべての脳内ホルモンの合成には、ビタミンB_6が必要です。

その他にも葉酸やナイアシンなどの、ビタミンBの仲間が必要です。

多くの患者さんの検査データを見てみると、ビタミンB群の不足が強い場合には、GABAやメラトニンの不足が強く出るようです。

つまり、集中力がなくなり、睡眠のリズム障害が多く出てきます。

またビタミンB群の不足によって、身体の活動に必要なエネルギーが足りなくなり、とても強い疲労感を感じることが多くなってきます。

鉄やビタミンB群は、豚肉などの動物性タンパク質に多く含まれている栄養素です。ここでも、肉が不足することによっていろいろな脳のトラブルが生じる可能性があることが理解できます。

鉄やビタミンB群を補給するためにも、積極的に肉や魚、卵を食べて、動物性タンパク質をとりましょう。

また、糖質が代謝される過程で、多くのビタミンB群が消費され、失われてしまいます。

昔の日本人は、胚芽部分にビタミンB群が含まれている玄米や雑穀を食べていたので、ビタミンB群が不足することはありませんでした。

しかし、現代人は米や小麦を主食にするようになったので、ビタミンB群の不足は深刻なものになっています。

主食（糖質）を食べるときは、白米ではなく、玄米や胚芽米にしてみましょう。

これは、栄養バランスから見てとてもよいことです。

3章

朝・昼・晩――こんな食べ方が〝理想的〟

――自宅で、お店で、職場で……何をどう食べる？

あなたの「元気」と「キレイ」を支える食事

「今日の朝食は、ご飯に納豆、みそ汁、それに、無果汁の野菜ジュース。これが健康にいいって会社の保健師さんがいってたんだよね」

「今ダイエット中だから、ランチはローカロリーの春雨にハマってるんだ。結構いろいろな味があっておいしいんだよ」

「あたし、コラーゲンサワー！　これなら、お肌によさそう」……。

ここまで読んでくださった人であれば、これらの言葉を聞いて、「あれ？　ちょっと違うかも」と違和感を持ってくれるでしょう。

人間は、食べものによってつくられています。

そう、**あなたの肌や、髪をつくっているのは、食べもの**なのです。食べものの中に含まれているさまざまな分子が、何十キロも体重がある私たちの体を動かし、複雑な脳を制御しているのです。

ここでは、健康とキレイをつくる栄養素と、食べ方のポイントをお伝えします。

「食べる順番」を変えるだけで大きな効果!

食事中に工夫できる食べ方があります。誰でも、今すぐに実行できるので、皆さんに紹介したいと思います。

どんぶりや麺類など、ここで紹介する食べ方が実践できないメニューもありますが、原則を理解して工夫するだけでも効果はありますので、ぜひ試してみてください。

①メインのおかずを、必ず「肉・魚・卵」の中から選ぶ

「今日は何を食べようかな」と考えたとき、メインの炭水化物を思い浮かべる人は多いでしょう。

「うどんにしようか、パスタにしようか。いや、ここはラーメンだな」

といった具合です。

しかし今日から、食事のメインはご飯やパン、麺類といった炭水化物ではなく、おかずだと考えるようにしてください。

そして、おかずは必ず動物性タンパク質がとれる食材の中から選んでください。つまり、「肉・魚・卵」料理のいずれかにするのです。

食事のメニューに迷ったときは、

「肉料理にしようか、魚料理にしようか。いや、ここは卵料理だな」

という選択肢が即座に頭に浮かぶようになれば、上出来です。

そしてこのとき、できるだけ〝シンプルな〟調理法の料理を選んでください。

例えば「すき焼き」よりも「ステーキ」といった具合です。

なぜなら、すき焼きの割り下には、砂糖がたっぷり含まれているからです。これでは、炭水化物を控える意味がなくなってしまいます。

ステーキや焼き肉も、こってり味つけされた出来合いのタレやソースには、味を整えるために液糖がたっぷり使われています。

一見あっさりしているようですが、ポン酢にも意外にたくさんの液糖が含まれています。

ここは、レモン汁や塩、醤油など、シンプルな味つけで食事をする習慣をつけるよう、心がけてください。

食事のメインは「動物性タンパク質」から

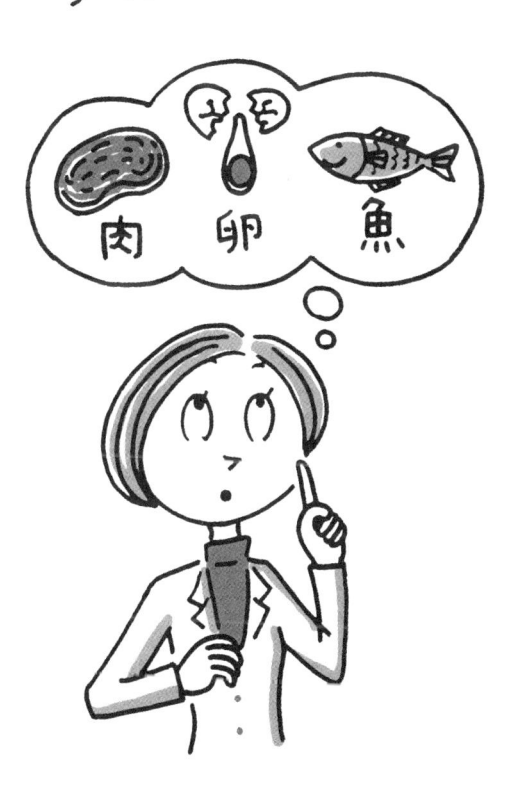

②最初に野菜をしっかり食べる

さて、何を食べるか決めたら、次に重要なのは「食べる順番」です。

子どもの頃、「三角食べをしなさい」といわれた経験がある人は多いのではないでしょうか？

「三角食べ」とは、ご飯と味噌汁とおかずを順序よく食べる方法のことです。

これは、子どもが好き嫌いせずに、さまざまな食材をまんべんなく食べるよう指導するために広められた言葉です。

しかし、ここで紹介する食べ方は、まさにその反対です。

必ず、食事の最初に、野菜（食物繊維）から食べ始めるようにしてください。

食物繊維は、それ自体は体に直接必要な栄養素ではないのですが、食事の最初にとることによって、その後食べたものがゆっくりと腸を通過するようになります。

そのため、食事中の血糖値の上昇をおだやかに抑えてくれるという効果があるのです。

また、食物繊維をとると、胆汁がたくさん分泌されます。余分なコレステロールを便として排泄するので、黄金色の健康な便に近づきます。

これが「血糖値を上げない」食べ方

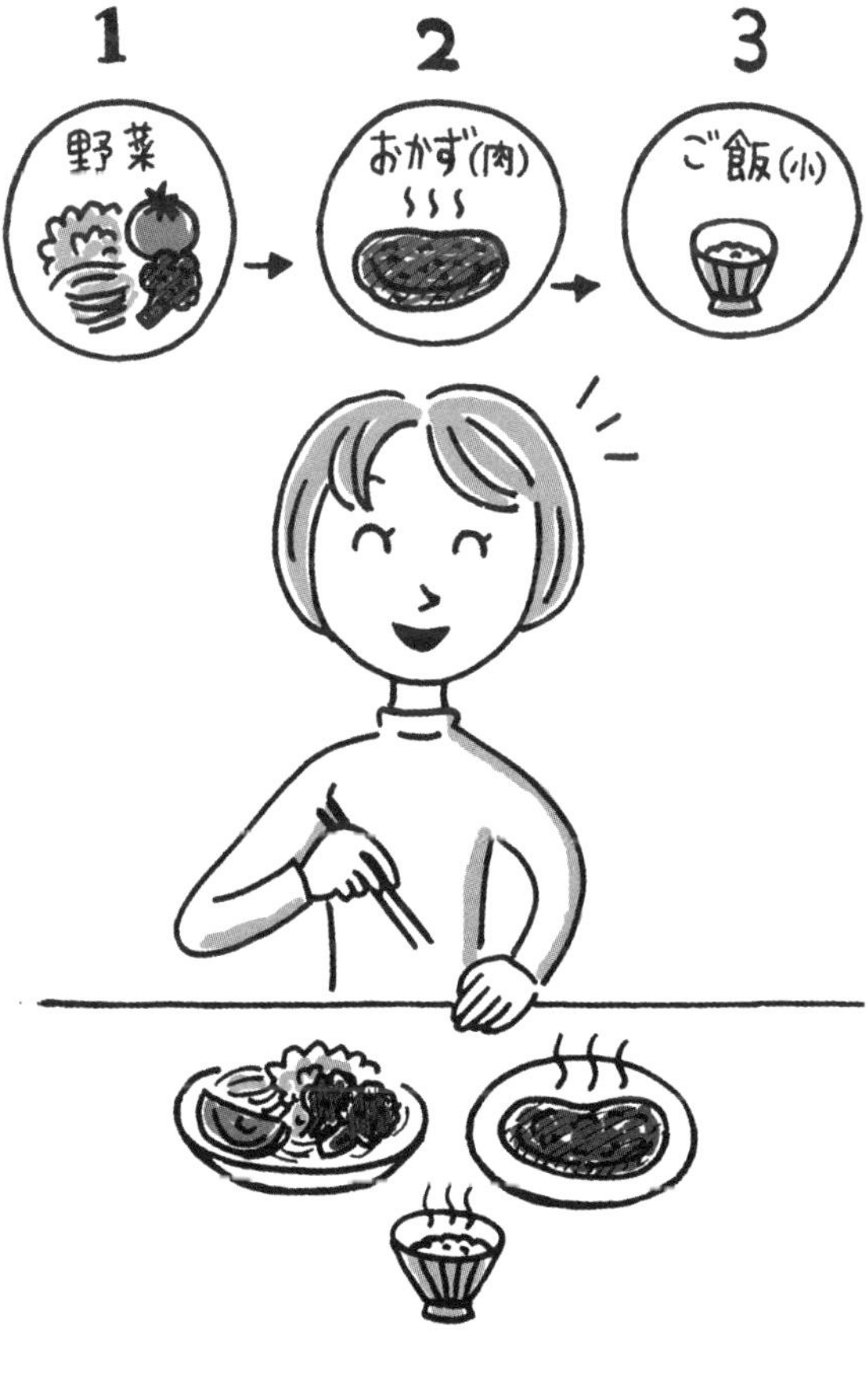

脂分も、食事の最初にとることが効果的です。

脂分は、ゆっくりとした満腹感をつくるため、食事の最初に口にすると、その後の食事量が少なくて済むのです。

加えて脂分には、糖質による血糖値の上昇を抑える作用もあります。

脂分はドレッシングに多く含まれていますが、プロ野球選手であるダルビッシュ投手は、油にこだわりを持っていて、常に亜麻仁油を持ち歩き、外食するときには食事に亜麻仁油をかけてとっているそうです。

油の質にまでこだわりたい人は、食事の最初に食べるサラダには亜麻仁油やしそ油をかけて、レモンを搾って食べるのもよいでしょう。最高に体にいいサラダになりますよ。

③次におかずを食べる

油がかかったサラダをしっかりと食べ終えてしまったら、その後はタンパク質のおかずにとりかかってください。

つまり、最初にサラダをすべて食べ終わりなさい、その後に肉（タンパク質）をすべて食べてしまいなさい、ということです。

どちらかというと、コース料理でイタリアンやフレンチを食べるときの感覚に近い食べ方ですね。

この食べ方をすると、まず繊維が先に胃腸にくるので、その後のタンパク質が急激に小腸に届くことがありません。

タンパク質がゆっくりと小腸を通過するということは、消化するために多くの酵素が必要なタンパク質にとっては好都合なことなのです。

消化酵素が充分に分泌されず、急に小腸までタンパク質が届いてしまうと、胸やけがしたりお腹の膨満感が出たりしてしまいます。

④最後に主食を食べる（ただし量は控えめ。抜きにするのがベスト）

最初に油を含んだドレッシングをかけたサラダをしっかりと食べ、その後にいつもよりも大きめのステーキを食べたとしましょう。

そうすると、主食のご飯やパンを食べなくても、お腹は満足しているのではないでしょうか。もし食べたくても、いつもよりも少ない量で満足できるはずです。

「どうしてもご飯を食べないと満足できない」という人は、今使っているご飯茶碗を、一回り小さなお茶碗に変えましょう。

あるいは、懐石料理の最後に出てくるような、手のひらに収まるほどの小さな器を用意して、ご飯茶碗として使うのもいいアイデアです。

白米は、つい数十年前まで非常に貴重で、庶民にはなかなか手に入らなかった贅沢品です。そのことを念頭に置きながら、食事の最後のご飯を、ゆっくりと味わって食べてください。

きっと、今までよりもずっと少ない量でも満足することができるはずです。

そして最終的には、昼食と夕食は、ご飯やパンといった主食抜きでも満足できる状態を目指すとよいでしょう。

外食のコツ――例えば「そばに卵をトッピングする」

効果的なお店の選び方をお教えしましょう。

和食の煮ものなどは甘辛く煮る味つけが多いので、要注意です。また、ラーメン、うどん、牛丼など、一品ものは避けてください。

必ず、**定食があっておかずをしっかり食べられるお店**を選びましょう。

「どうしても時間がなくて」というときは、そば屋に入るのも可です。そばは、白米やうどんに比べるとGI値が低いのです。

とはいえ、そば単品ではタンパク質をとることができません。ただのそば単品を注文するのではなく、必ずトッピングで卵を追加するなど、オーダーを工夫してください。

パスタも麺類の中では、比較的GI値が低めなので、たまに食べるくらいならOKですが、やはり栄養素がかたよりがちになります。毎日食べるのは避けてください。

24時間やっているファーストフードのチェーン店しか選択肢がないときは、どんぶり単品ではなく、必ず「焼き鮭定食ご飯抜き、コールスローサラダ追加」などオーダーの工夫で乗り切ってください。

「牛皿」などのおかずは、甘辛く味つけされていて糖質がたっぷりなので、極力避けましょう。

ファミレスは長い時間開いているので、毎日の食事時間が不規則な人にはとても便利です。

とくに最近のファミレスは、おかず単品を注文することができるので、糖質制限をしている人にはうってつけです。

おかず単品にサラダをつけて注文すれば、パーフェクトです。

さて、おかずの選び方ですが、和風の煮込み料理は避けてください。サラダも、ポテトサラダは糖質のかたまりですから、控えてください。ジャガイモはもちろんですが、カボチャやトウモロコシなども糖質が多いのです。

注文してほしいのは、葉ものサラダや、海藻サラダなどです。

ファミレスにつきもののドリンクバーは甘いものの宝庫ですから、注文してはいけません。

とはいえ、先日久しぶりにファミレスに行ったら、ドリンクバーに炭酸水が置いてありました。これなら砂糖が含まれていないので、いくら飲んでも大丈夫です。

糖質制限をしている人にも利用しやすいお店が増えてきたことは、大変うれしいことです。

次ページに掲載している主な食べもののＧＩ値の表を見て、糖質が高い食べもの、

おもな食べもののGI値を知ろう!

＊ブドウ糖を100とした場合

食べもの	GI値	食べもの	GI値
餅	85	プレーンヨーグルト	25
精白米	84	ジャガイモ	90
胚芽米	70	サツマイモ	55
玄米（五分）	68	トウモロコシ	70
玄米	56	バナナ	55
食パン	91	トマト	30
ライ麦パン	58	キュウリ	23
全粒粉パン	50	キャンディ	108
うどん	80	菓子パン	95
そうめん	68	チョコレート	91
スパゲティ	65	アーモンド	30
そば	50	ピーナッツ	28
肉類	45〜49	コーヒー	16
魚介類	40前後	緑茶	10
豆腐	42	紅茶	10
納豆	33	白砂糖	110
チーズ	35	黒砂糖	99
卵	30	はちみつ	88
牛乳	25	みりん	15

低い食べものを大まかにつかんでください。

実践――「脳からストレスを消す」1日の食事

糖質制限を実践しているD子さんの1日を追いながら、気軽な糖質制限メニューをレクチャーしていきましょう。

D子さんは朝起きると、必ず朝食を食べます。

定番メニューは、ナッツとヨーグルト、後はつくりだめしておいたゆで卵です。時間に余裕のあるときは、スクランブルエッグかオムレツをつくり、朝からしっかりとタンパク質をとります。

朝は、前日の夕食から時間が空いているため、とくに血糖値が低下している時間帯です。ですから、D子さんは朝食の量を多めにすることで、1日の元気をチャージしているのです。

昼食は、コンビニに買いに行く場合と、お店に食べに行く場合とがあります。別々に追ってみましょう。

D子さんはコンビニでランチを調達するときは、必ずちょっとしたサラダを買います。

それから、タンパク質をとるために唐揚げや、ゆで卵を買います。寒い時期ならおでんがおすすめです。このときも、タンパク質と繊維質をとれるような具材を選びます。具体的には、こんにゃく、牛すじ、卵、大根、しらたきなどです。

外食の場合は、ラーメン屋やうどん屋などではなく、きちんとした定食メニューのあるところから選択します。

D子さんは、お店に入ってオーダーするときに、勇気を出して「ご飯やデザートはいりません」と伝えることにしています。

こういうと、お店の人にはよくびっくりされますが、その代わりにサラダがついたり、おかずが1品増えたりとサービスしてくれるところもあります。ぜひ試してみてください。

なぜD子さんが昼食のときに糖質を控えているかというと、昼食から夕食までは、血糖値が乱れやすくなるためです。

ここで糖質を多くとってしまうと、夕方の疲れや、夜間の血糖の乱高下による寝苦しさ、翌朝の不調、そしてランチの後の吸い込まれるような強烈な眠気につながります。

だから、D子さんはご飯やパンといった主食を抜き、麺類も口にしないわけです。

また、D子さんは、ランチのときはさらに一工夫しています。

ランチを食べた後、すぐにウォーキングをすることにしているのです。

食べた直後に、約20分間のウォーキングをすることによって、筋肉に血糖が効果的に吸収されます。

この一手間で、午後の血糖値が安定するのです。

わざわざ会社から少し遠くのレストランまで出かけたり、昼休みの間に夕食のお買いものを済ませてしまったりすることで、無理なく食後のウォーキングタイムをつくっているのです。

さてランチも終わって、午後の勤務開始です。3時か4時ぐらいになると、ちょっと小腹が空いてきました。

D子さんはここで、デスクで食べられるちょっとした軽食をつまむことを習慣にしています。これが、57ページで説明した補食（おやつ）です。

軽食の中身は、チーズやナッツ、ゆで卵、煮干しなどです。鶏のササミのスモークも、お気に入りのおやつの1つです。

一時期は「肉のハナマサ」で、折れササミのスモークが1袋1kgで売られていて、お得だったのでよく買って食べていました。

軽食を食べて、元気と集中力を補給したら、サクサクと残りの仕事を終えましょう。

さて、仕事が終わったら、社外の友人や恋人と夕食や飲み会に出かけます。

ここで注意したいのは、お酒は基本的に「糖質のかたまり」だということです。ですから、むやみやたらに飲んではいけません。

お酒好きのD子さんは、蒸留酒を飲むことにしています。

蒸留酒は、醸造酒を蒸留することでつくられるのですが、その過程で糖質がカットされ少なくなるからです。

具体的には、蒸留酒とは焼酎やブランデー、ウォッカ、ジンなどのことです。

D子さんはこれらを楽しむ際は、割るものにも気を使っています。

ウーロン茶割りや、ソーダ割り、お湯割りなどがよいでしょう。

要注意なのが、ビールです。ビールは、醸造酒の中でもとくに糖質が多いのです。３５０mlの缶入りビール１本で、だいたい11～12gもの糖質が含まれています。最近、話題の糖質ゼロビールならよいのですが、これを置いている飲食店はまだまだ少ないので、外食する際にはビールは控えてください。ビールをグイッと飲みたくても、ここはガマンして蒸留酒を少しばかりいただくことで満足しましょう。

おつまみは、選択次第で非常にバラエティ豊かなメニューから選ぶことができます。例えば、アサリの酒蒸し。おいしいうえに栄養が豊富で、糖質が非常に少ない優秀なメニューです。

サラダでしたら、例えば、スライストマトや、バーニャカウダ、ミモザサラダなどがよいでしょう。

魚料理は、焼き魚、もしくはブイヤベースやアクアパッツァなど、洋風の煮魚がおすすめです。

だし巻き卵も優秀なタンパク源です。ただし、お店によっては非常に甘い味つけのところもあるので、注文する前に店員さんにどんな味つけなのか聞いてみてください。

お肉料理は、焼き鳥がおすすめです。

ただし、絶対にタレではなく塩をオーダーしましょう。タレには、味を調えるために砂糖がたっぷり使われているからです。

濃い味つけにしなくても、レモンや醬油だけでおいしく食べられるものです。

肉の煮込み料理は、トマト煮込みなどの洋風メニューがおすすめです。

豚の角煮や筑前煮といった和風の煮込み料理は、砂糖をたっぷり使って甘辛く味つけされていますから、外食のときは注意しましょう。

寒い時期であれば、鍋もおいしいです。しゃぶしゃぶ、豆乳鍋など、おいしい鍋がいっぱいです。

ただし、味つけには要注意。使用する調味料はよく吟味してください。

OKなのが、レモン汁や生醬油。

NGはゴマだれです。あの甘い味つけのために、砂糖がたくさん使われているからです。

ゴマだれよりはマシですが、意外にダメなのがポン酢です。ポン酢は一見あっさりしているようですが、実は液糖がたっぷり含まれているのです。

お鍋の一番のお楽しみは、締めのご飯、麺類ですね。

でも、糖質制限をするなら、これらは基本的にはオーダーしないでください。

仲間内で行く飲み会ではある程度融通が利くでしょうが、取引先と行く夜の食事では、なかなか思ったように伝えられないかもしれません。

そういうときは、こちらでお店を選んで、お店の人に事前にお願いしておくのが有効かもしれません。

では、取引先のひいきのお店に呼ばれたときは……?

そのときは事前に取引先に、糖質制限していることを伝えられれば、一番いいですね。

さて、自宅で夕食を食べるときは、先ほどのおつまみのときとよく似ています。

違うところは、つくり置きできるおかずをつくっておくことなどでしょうか。

例えばピクルスや、ハンバーグを多めにつくって冷凍しておく、魚をさばいて冷凍や、一夜干しにするなどです。

買いもののコツ――「食品の裏ラベル」をチェック

ここでは、スーパーでの買いものの仕方についてお伝えします。たいていのスーパーは、入り口から野菜や果物、魚、お肉の順で売り場が並んでいます。どのコーナーから選んでいけばよいか、順番に紹介しましょう。

①まずは野菜コーナーへ行く

まずは野菜コーナーへ直行しましょう。

葉もの野菜からカゴに入れていきます。レタス、キャベツ、ほうれん草、カリフラワーやブロッコリー、セロリ、水菜もおすすめです。

冬場の鍋の季節には、白菜も活躍します。

葉もの野菜は食物繊維を豊富に含んでいますので、食事の最初に食べると、血糖値の上昇をおだやかにしてくれるのです。

モヤシやナスなどもおすすめです。

避けるべき野菜は、ホクホクしているものや、甘いものです。とくにジャガイモ、カボチャ、トウモロコシなどは糖質をたくさん含んでいます。

変わり種としては、アボカドがあります。

アボガドは脂質をたくさん含んでいるので、ぜひサラダなどに加えて、食事の最初に食べてください。アボガドに含まれる脂分が、食事の後の血糖値の変動をおだやかにしてくれます。

アボガドは洋食にも和食にも合う、おいしくてすばらしい食材なので、積極的に食べてほしいですね。

ちなみに、野菜不足を気にして野菜ジュースを飲む人がいますが、これはやめた方がよいと思います。

というのも、市販の野菜ジュースには、飲みやすくするために果糖がたっぷりの果ものが使われていたり、糖度の高い甘い野菜がたくさん含まれていたりするからです。

これらはラベルに記載されないので、「隠れた糖分」といえます。

しかも、野菜をジュースにしているので、1日分の野菜が数秒で飲み干されてしまいます。これは、体にとってはとても不自然なことなのです。

実際、野菜ジュースを飲むと、血糖値が急激に上昇します。

やはり、ジュースに頼るのではなく、野菜は野菜として食べることが原則なのです。

②魚コーナーは選択肢が多い

次に、選択肢が多いのは魚です。

タイやヒラメなどの白身魚や、マグロの赤身などのさっぱり系から、トロ、サバ、ブリなど、脂の乗った魚など、ほぼすべてから選べます。

アサリや、しじみなどの貝類も、すばらしいタンパク源です。貝類はタンパク質だけでなく鉄分も含んでいるので、女性にはぜひ食べてほしい食材なのです。

気をつけるところは調理法です。照り焼きや和風の煮ものなど、みりん、砂糖を使う料理は避けてください。砂糖を摂取してしまっては、せっかくの低糖質メニューが台無しです。

例えば塩焼きなど、シンプルな調理を心がけてください。

昆布と醤油などで味を整えるのもよいでしょう。

炭水化物である小麦粉の衣のついたムニエルも、たまにならＯＫです。

味気ないメニューになりそうと思われるかもしれませんが、だしの使い方、油の使い方次第で、普通のメニューと変わりない深みのある味になります。

薄味にすることで、より素材の味を楽しめますし、自然と献立の中に季節性を取り入れられるようになります。

魚コーナーで気をつけるべきは、出来合いのタレに浸かった切り身の魚や、お皿に盛るだけになった調理済みの製品（例えば三杯酢を使ったもずく）などです。

これらは砂糖やみりんなどで味つけされていて、どうしても糖質をたくさんとってしまうことになるからです。

③肉製品は「隠れた砂糖」に気をつけて！

次に精肉のコーナーに行きましょう。

肉コーナーもほとんどのものが選べます。脂の乗ったロース肉や鶏のささみなど、お好みのメニューに合わせて買いましょう。

気をつける点は、タレに浸かった焼くだけの肉や、焼くだけに整形されたハンバーグなどです。

どちらも、砂糖やブドウ糖果糖液糖などを使用していることが多いのです。ハンバーグに至っては、つなぎの小麦粉まで入っています。

焼くときの味つけも、魚と同じように調味料に気をつけてください。

出来合いの焼き肉のタレや和風ダレなどは、まずまちがいなくブドウ糖や、麦芽糖、ブドウ糖、果糖、液糖などが入っています。これらは砂糖同様、血糖値を急上昇させます。

還元麦芽糖は、血糖値を上げないなどと一部でいわれていますが、それでも砂糖の3分の1ほど血糖値を上昇させるので、摂取しない方が無難です。

たとえ出来合いのタレを使わなくても、おいしい焼き肉はできます。

レモン汁や醤油、だしを使えば素材の味を生かして食べることができますし、残り野菜をつけ汁にしてつくった自家製のタレを使うという方法もあります。このタレのつくり方は、116ページで紹介します。

出来合いのタレ以外にも気をつけることは、加工食品です。

ハムやソーセージなどの**食品の裏ラベル**を見てください。

ここでは、原材料の欄を見ます。原材料の欄は配合の重量順で並んでいます。

例えば、ソーセージを見てみましょう。〈豚肉、豚脂肪〉……ここまでは納得できます。

つぎ、糖類（水飴、砂糖）。

え？　水飴、砂糖？

そうです。肉を練り合わせる粘度を出すために、あるいは風味をよくして万人の好みに合わせるように、砂糖が入っているのです！

裏ラベルを見ると、重量順で3番目ですから、砂糖が意外とたくさん配合されていることがわかります。お弁当や、おかずに使うときはハムやソーセージは確かに便利なものですが、できるだけ使う頻度を少なくしてください。

ほとんどのスーパーは肉コーナーの近くに卵を置いています。

卵は非常に優秀なタンパク源です。ぜひ手にとってカゴに入れてください。

卵は値段もさまざまですが、お好みとこだわりで選んでください。

④調味料で気をつけるべきは「糖分の配分」

最後に調味料について、選び方をお伝えします。

出来合いのタレ、麺つゆ、みりん、そして醤油とは名ばかりの醤油風調味料などは避けた方がいい調味料です。

醤油風調味料と醤油の区別がつかないという人は、容器の裏ラベルの原材料欄を見てください。すぐに見分けがつきます。

本醸造の醤油は原材料が「大豆、小麦、食塩」などですが、醤油風調味料は「脱脂加工大豆、アミノ酸液、ブドウ糖果糖液糖……」などと並んでいます。

裏ラベルを見ると、食品の「本当の姿」が見えてくるのです。

冷蔵庫の残りもので――おすすめの簡単レシピ

糖質制限メニューは、自宅で簡単につくれます。

わざわざがんばって材料を調達しなくても、冷蔵庫の残りものでパパッとつくれてしまうくらいです。

例えば、冷蔵庫の野菜室の隅に残っているニンジンのあまり、タマネギの切れ端、使いかけの生姜《しょうが》、ネギの青いところ……。そんなところでしょうか。

料理して活躍した野菜たちの夢の後。そんな野菜たちもひと工夫すれば、すばらしい糖質制限メニューになります。

とりあえずすぐにできるレシピとしておすすめなのは、肉のつけ汁です。レシピ例を紹介しますので、ぜひお家で試してみてください。

◎豚肩肉のいろいろ野菜ソテー

《材料》
豚肩肉（一口大）……100g
タマネギやセロリ、ネギなどの野菜……お好みで
醤油……適量
赤ワイン……適量

《つくり方》
①残りものの野菜を、おろし金ですりおろします。おろし金にかけにくい野菜は、みじん切りにします。
②ボウルに一口大の豚肉を入れ、おろした野菜も入れます。

③ボウルに入れた豚肉と野菜を、醤油と赤ワインでつけ込みます。
④30分程度つけ込んだ後、野菜がついたままの状態で、豚肉をフライパンで中火で焼きます。
※野菜がついているので焦げやすくなっています。焦げつかないように注意してください。

◎鶏もも肉の塩焼き（2人分）

《材料》
鶏もも肉……2枚
塩……適量
こしょう……適量
ローズマリー……適量

《つくり方》
ガスコンロについている魚焼きグリルでつくります。
①まず、塩こしょう、ローズマリーを鶏もも肉の皮面にまぶします。そのまま、しば

らく置いて味をなじませます。
②グリルに火を入れて、鶏もも肉の身を上面にして、弱火で6割ほど火を通します。
③肉をひっくり返し、ごく弱火で、皮面をカリッと焼き上げます。
※応用……千切りにした白髪ネギを油で揚げたものをトッピングすると、さらにおいしくなります。

◎エリンギの塩焼き（2人分）

《材料》
エリンギ……1パック
塩……適量
《つくり方》
①エリンギを4つ割りにして、塩を振ります。
②フライパンを弱火にかけ、エリンギを並べます。
③弱火でじっくりと火を通すと、ぷつぷつとエリンギから水分が出てきます。この水分がうまみです。

④こぼさないように器に盛りつけて、レモンを搾ってください。

◎自家製ピクルス（2人分）

《材料》

酢……350ml
キュウリ……適量
ダイコン……適量
梅干し……1つ
鷹の爪……1つ
昆布……4cm角のもの1枚

《つくり方》

①梅干し、鷹の爪、昆布を酢に入れ、つけ汁をつくります。
②野菜を切り、つけ汁に入れて、つけます。
③ふたのある容器でつけて、1日1回は振るようにします。
④翌日ぐらいから、ピクルスとして食べられます。「食卓にもう1品」というときに

便利です。

※2~3回使った付け汁は、最後に切り干し大根をつけると、野菜のうまみがしみ込みますし、ザワークラウトのような食感になって絶品です。

◎**鶏ささみのアーモンド揚げ（2人分）**

《材料》

鶏ささみ……200g

アーモンド……20粒

塩……適量

こしょう……適量

溶き卵……適量

《つくり方》

①鶏ささみは一口大に切り、塩、こしょうを振り、しばらく置いて味をなじませます。

②アーモンドをすりつぶします。

③鶏ささみを溶き卵にくぐらせ、すりつぶしたアーモンドをまぶします。

④揚げ油を180度に熱し、ささみを揚げます。

◎アーモンドクッキー（天板1枚分）

《材料》

卵白……2個分
全粒粉……20g
エリスリトール（甘味料）……15g
溶かしバター……20g
スライスアーモンド……100g

《つくり方》

①オーブンを170度に温めます。
②卵白とエリスリトールを混ぜ合わせます。
③全粒粉と、溶かしバターを加え、さらに混ぜますが、泡立てるほどには混ぜないでください。
④さらにスライスアーモンドを加え、ざっくりと混ぜ合わせます。

⑤クッキーのたねを天板に薄く広げ、オーブンで20〜25分ほど焼きます。
⑥きつね色になればできあがり。
※熱いうちに包丁で好みの大きさに切り、冷ましましょう。

◎簡単シュウマイ（20個分）

《材料》
合い挽き肉……200g
シュウマイの皮……1袋
タマネギ中サイズ……1個
塩……適量
こしょう……適量

《つくり方》
①タマネギをすりおろし、挽き肉と混ぜ、塩、こしょうで味を整えます。
②シュウマイの皮で挽き肉をつまみ、形を整えます。
③蒸し器で蒸します。

※これは、子どもにも手伝ってもらいやすい簡単なつくり方です。蒸したシュウマイを冷凍して、つくり置きにもできます。

4章
年代別「心と体を整える」栄養ガイド
——あなたには、今「これ」が足りていません！

あなたの体に足りない栄養素はどれ？

次のチェックリストを使って、あなたの今の健康状態がどのタイプなのか、確認してみてください。

1つのタイプだけ当てはまる場合もありますし、いくつかのタイプが複合している場合もあります。

当てはまる数が多ければ多いほど、該当する栄養素が不足しているということです。

《鉄欠乏タイプ》

□立ちくらみ、めまい、耳なりがする
□肩こり、背部痛、関節痛、筋肉痛になりやすい
□腰痛、頭痛になりやすい
□ぶつけた覚えがないのに、よくあざができる
□のどに違和感がある。ものを飲み込みにくい

□階段をのぼるだけで疲れる
□夕方になると疲れて横になることがある
□月経前になると心身の不調を覚える
□月経の出血量が多いタイプである
□便秘がちである

女性にもっとも不足しがちなのが「鉄」です。月経のために毎月大量の血を失う女性は、非常に鉄不足に陥りやすいのです。

私などは、**日本人女性のほとんどが鉄不足**だと考えているくらいです。

貧血になってからはじめて自分が鉄不足だったことに気づく人が多いのですが、それでは手遅れだと思ってください。

貧血になったときには、鉄不足はもうすでにかなり進行しています。重度の鉄欠乏状態になっていると考えた方がよいでしょう。貧血の症状が出るかなり前から、鉄不足は進行しているのです。

しかし、鉄不足の深刻さにまだ気づいている医療関係者の方が少ないのが現実です。

一般の健康診断や人間ドックで鉄不足が発見されることはきわめて稀《まれ》ですから、自分で意識的に鉄をとることが大切です。

鉄が不足すると、やる気や集中力が低下し、体温も下がって「冷え」に悩まされるようになります。

また、鉄はコラーゲンの生成にかかわる栄養素なので、不足するとちょっとした刺激で皮下にあざができるようになります。

鉄欠乏性貧血の女性の肌は、カサカサとしてハリがないのが特徴です。**鉄は見た目の美しさや若々しさに直結する栄養素**でもありますので、女性には意識的に摂取してほしいですね。

《低血糖タイプ》

□甘いもの、スナック菓子、清涼飲料水をよく口にする
□主食（ご飯、パン、麺類）をよく食べる
□夕方になると強い眠気を感じる
□イライラや不安があると、つい甘いものを食べて気分を紛らわせることが多い

□空腹を感じると、イライラしやすい
□食事の時間が不規則である
□21時以降に食事をする
□食事と食事の間隔が長い
□夜中に空腹で起きることがある
□ご飯を残すことに罪悪感を覚えるタイプだ

「疲れたらとりあえず甘いもの」という考えに、まだ固執している人はいませんか？　**糖質をたっぷりとることで、脳のホルモンバランスが乱れ、猛烈な眠気や集中力の低下といったトラブルが現れます。**

また、糖質過多の人は太りやすい傾向があります。徐々に糖質を減らして、健康な食生活を手に入れましょう。

《ビタミンB欠乏タイプ》

□アルコールをよく飲む

□音に敏感である
□イライラしやすい
□よく夢を見る
□よく口内炎ができる
□肌荒れを繰り返している
□糖質（甘いもの・ご飯・パン・麺類）をよく食べる
□ボーッとしていることが多い
□舌に違和感がある
□疲れやすい、エネルギーが続かない

ビタミンBは、糖質をたくさん摂取することで失われてしまう栄養素です。三大栄養素（タンパク質、糖質、脂質）をエネルギーに変換する際に必要な栄養素ですから、ビタミンBの役割は重大です。

ビタミンBは、肉にたくさん含まれているので、糖質を控え、肉をしっかりと食べることで、必要な分だけ補給しましょう。

《タンパク質欠乏タイプ》

□肉、魚をあまり食べない
□野菜中心、あるいは和食中心である
□最近、シワが目立つようになった
□体重が減っている
□筋肉が落ちた感じがする
□食が細い
□糖質でお腹を満たすことが多い
□髪がパサついてきた
□体重は変わっていないのに、体脂肪が増えてきた
□肌にハリがない

1章でも述べましたが、タンパク質は脳内ホルモンの原材料となる、とても重要な栄養素です。これが足りないと、脳はエネルギーダウンしてストレスに負けてしまい

ます。

また、**タンパク質は脳だけでなく、筋肉、皮膚、血管、粘膜など、体そのものをつくる原材料**でもあります。

とくに意識的に摂取してほしい、最重要栄養素です。

《亜鉛欠乏タイプ》

□爪に白い斑点がある
□味つけが濃くなりやすい
□洗髪時に髪が抜けやすい
□傷の治りが悪い、傷跡が消えにくい
□よく風邪をひく
□しょっちゅうファーストフードを食べている
□皮膚炎が起きやすい
□お腹を下しやすい
□やる気が出ない、無気力である

□性欲が湧《わ》かない

亜鉛は、新陳代謝に大きくかかわってくる大切な栄養素です。髪が薄くなったり、やる気が起きなくなったりしたときは、亜鉛不足の可能性があります。

アルコールを摂取すると、亜鉛がどんどん消費され失われてしまうので、お酒をよく飲む人は積極的にとってください。

亜鉛は、**牡蠣《かき》やレバーにとくに多く含まれています**。ただ、食事からだけでは摂取しにくい栄養素なので、サプリメントで補給するのがおすすめです。

「貧血改善にはプルーン」の意外な落とし穴

「私は食事の内容に気をつけているから、栄養はきちんととれているはず」と考えている人は多いと思いますが、食べものからだけで充分な栄養を補給するのは、むずかしいことがあります。くわしく説明しましょう。

ちょっと専門的なお話になりますが、食べものからとる鉄には、大きく分けて2種類あります。

赤身の肉やレバーなど、動物性の食品に多く含まれる「ヘム鉄」と、野菜や穀類に含まれる「非ヘム鉄」です。

小腸から吸収するとき、ヘム鉄の方が、非ヘム鉄と比較して非常に効率よく吸収されます。その吸収率には、非常に大きな隔たりがあるのです。

ちょっと具体的に計算してみましょう。

豚レバー100gに含まれるヘム鉄は、約13㎎です。

ヘム鉄の吸収率は約15％ですから、この豚レバーを食べた場合、約1・95㎎の鉄を吸収することができます。

対して、植物性非ヘム鉄の代表とされるドライプルーンは、100g食べたとき、約1㎎の非ヘム鉄を摂取することができます。

プルーン1つに含まれる非ヘム鉄が約10・6gですから、1㎎の非ヘム鉄を摂取するために、食べなければならないプルーンの数は約9個です。

なかなか食べられる量ではない上に、これだけ食べると、プルーンに含まれる食物繊維でお腹がゆるくなってしまいそうです。

そして非ヘム鉄の吸収率が約2％ですから、そのうち体に吸収される鉄は、たったの約0・02㎎です。その差はなんと97倍！　天と地ほどの差があります。

貧血改善のためにプルーンを食べる人は多いのですが、プルーンだけで1日の鉄の必要量を摂取することはほとんど不可能です。ご注意ください。

サプリメントを上手に活用しよう

女性の1日の鉄必要量についておさらいしましょう。

まず、男性も女性も1日に汗、便、尿で1㎎の鉄を排泄します。加えて月経のある女性は、1回の月経で30㎎の鉄を失います。30日で割ると、1日1㎎追加で消費しています。

1日2㎎の鉄を補充するためには、ヘム鉄を含む豚レバーを食べる場合なら、約100gちょっとだけで補充することができます。

対して、非ヘム鉄を含むプルーンを例にしますと、プルーン10000gを食べる必要があります。これは、個数にしてなんとプルーン940個！　とても現実的な数ではありません。

しかも、非ヘム鉄の場合は消化・吸収される過程で消化管を酸化させてしまうので、胃が荒れることがあります。

繰り返しになりますが、美容、健康によいという理由でプルーンなどの非ヘム鉄を食べている人は、気をつけてください。

健康のためには、プルーンよりも、赤身の肉やレバーなど、ヘム鉄をたっぷり含むものを食べることをおすすめします。

もっと手っ取り早い方法は、サプリメントを摂取することです。

サプリメントに抵抗感がある人も多いのですが、現代人が食べものからだけで必要な分だけ栄養を補給するのは、とてもむずかしいことです。

まず、食事メニューがかたよりがちです。

そして加工技術が進歩したために、いつ収穫したのかわからないような野菜や果ものが店先に並んでいます。

こういう野菜や果ものは、いくら新鮮でおいしそうに見えたとしても、栄養素はスカスカなのです。

そしてもっとも大きな原因は、ストレスです。

1章で、ストレスによって脳は栄養素を大量に消費する、と述べました。

現代人はとにかくストレスが多いのです。

ストレスによる脳の栄養消費量は、これまでの人類の歴史の中で、もっとも多いのではないでしょうか。

ストレスこそが、現代人の栄養失調の大きな原因であることはまちがいないと思います。

このように、現代はストレスで脳が消費する栄養素の量が増え、食材に含まれている栄養素が減っているという大変な状況です。

その中で、ストレスに打ち勝ち、美容と健康を保ち、そして老化を防ぎ、病気にかからないためには、食事からだけの栄養素の補給では足りないのです。

私が、食事からだけでなくサプリメントの摂取をすすめているのは、こうした理由からなのです。

頭のいいサプリメントの選び方

では、具体的にどんなサプリメントを選べばよいのでしょう？

薬局やコンビニに行くと、何種類ものサプリメントがずらりと並んでいて、いったいどれを選べばよいのか、混乱してしまいますね。

実際にサプリメントを買いに行かれる前に、一般的なサプリメントの選び方をお伝えしようと思います。

サプリメントの選び方も食品と一緒です。それは、裏ラベルを確認することです。

普通、原材料は重量の割合の多い順に並んでいます。

そして、表示されている栄養の含有量が1粒あたりの表示であるかどうか、1回あたりどれぐらい飲めばよいのか、何日分のサプリメントなのか、といったポイントをチェックしてください。

また、栄養素の表示にも注意が必要です。

例えば、ヘム鉄です。ヘム鉄の特徴は、ポルフィリン環という輪に鉄が包まれているということです。この輪によって、かさが増しているのです。

２％のヘム鉄パウダー２５０㎎を配合したら、５㎎の鉄が含まれます。この正確な鉄の量を表示せずに、ヘム鉄パウダーの量をヘム鉄として表示し、かさ増しして販売されていることがあるのです。

見抜く方法は、やはり裏ラベルをよく見ることです。

日本で流通しているサプリメントはカプセルタイプが多いのですが、カプセルの容積はそれほど大きくありません。

ですから、１カプセルあたり２５０㎎ものヘム鉄パウダーを入れたとしたら、原材料表記の先頭か、もしくは先頭のあたりに「ヘム鉄」が表示されていなければ不自然です。

ですから、原材料表示で「ヘム鉄」が後ろの方にきていたら、そのサプリメントは怪しいと思います。

おそらく、正確な鉄の含有量ではなく、パウダー量を表示してかさ増ししているのかもしれないと疑った方がよいでしょう。

なぜこんな製品が横行しているのかというと、サプリメントは食品あつかいだからです。

食品は、商品に表示されているビタミンやミネラルなどの量が、実際の品に含まれている量とは違っても、法的に問題がありません。

サプリメントをつくるときに、計算上1カプセルに1g含まれるであろう「仕込み量」であればよいのです。

たとえば、1カプセルにビタミンCが1g含まれると表記されていても、カプセルの中身をよく調べてみると、たった0・1gのビタミンCしか入っていないことだってあります。

それでもとくに罰則はないのが現状です。

ラベルに書いてあるサプリメントの摂取量をきちんと摂取しても、効果があるサプリメントと、効果が感じられないサプリメントがあるでしょう。それは、こういった理由からなのです。

さすがに、医療機関で使うものや、不快な症状を改善することを目的にするサプリメントでこの状況はよくないであろうと、メーカーから自主的な規制をつくろうという動きがありますが、なかなか実現していません。

私のクリニックでは、患者さんにおすすめするサプリメントについては、実際に使っている製品を成分分析しているのですが、他のメーカーの製品もいくつかチェックしたことがあります。

それは、表記上ありえないだろうと思う量が含有されているものがあったり、私のクリニックでお渡ししているレポートの量を参考に、患者さんが自分で購入して摂取されても効果がなかったり、乏しかったりすることが多いからです。

年代別で知る「女性に必要な栄養」ガイド

さてここからは、年代ごとの女性特有のストレスと栄養の関係について見ていきたいと思います。

女性の一生には、体がとくに必要とする栄養素が変わる時期が4回あります。「成長期」「妊娠・出産期」「中年期」「閉経期」――この4つの時期は、体の機能の変化によって、体がとくに欲する栄養素が異なるのです。

順番にくわしく見ていきましょう。

成長期は「鉄不足」に気をつけて

男女とも、10代は成長期です。この時期の子どもは急激に成長します。ほんの数ヵ月会わないだけで、身長が大きく伸びていたり、雰囲気がガラリと変わっていたりすることがよくあります。

骨や筋肉が急激に大きくなる**成長期は、あらゆる栄養素が不足しやすい時期**でもあります。

この時期には、月経のない男の子であっても、鉄不足になることがよくあります。ましてや女の子の場合は、急激に身体が成長し、ただでさえ鉄欠乏になりやすくなっている時期に、初潮まで迎えることになりますから、深刻な鉄不足になりやすいのです。

さらに、この時期に運動部に所属していたりすると、運動や発汗などによって、鉄不足がさらに進行することになります。

鉄が不足することによって、脳内ホルモンのバランスが崩れることはすでにお伝えしました。

中でも、集中した作業や勉強をしているときに分泌される脳内ホルモンは、鉄の不足によって減少します。だから、鉄が不足すると、朝起きられなくなったり、頻繁に頭痛を訴えたりといった症状が現れるのです。

そのため、**成長期の子どもが、急に勉強が手につかなくなったり、集中して本を読むことができなくなったりしたときには、まず「鉄不足」を疑ってみてください。**

そして、親御さんは子どもが食べるものに注意してあげることが大切です。10代の女性の体は、日常の食事からだけでは補いにくいほど、大量の鉄を必要としています。

また、糖質の甘い誘惑に誘われやすい年代でもあります。

友だちとお菓子の交換をしたり、帰り道でおしゃべりしながらファーストフード店に立ち寄るなど、人づきあいと絡んで、糖質を口にする機会がたくさんあるでしょう。

糖質をたくさん口にすると、気分が不安定になったり、ビタミンB群が消耗されるので、授業中の睡眠や、夜遅くまで起きてしまうなど、ライフスタイルにも影響が出たりしやすくなります。

おかわりするなら「ご飯」より「おかず」

小学生の平均身長は、女の子の方が男の子を上回ります。それは、女の子の方が、身長が盛んに伸びる時期が早く訪れるためです。

体の成長期には、大量の栄養素が必要になります。

とくに骨や筋肉など、体の骨格をつくるために重要な栄養素であるタンパク質は、体重1kgあたりの必要量としては成人の2~3倍も必要になります。

ですから、成長期の子どもは「食べ盛り」といって食事量が増えます。子どもにおかわりをさせて、たくさん食べてもらおうと考える親御さんも多いでしょう。

しかし、普通、食卓で「おかわり」といえば、すぐにご飯（白米）と結びつきますよね。

成長期の子どもに、大人よりも肉や魚をおかわりさせるように気をつけている家庭は、あまりないのではないでしょうか。

成長期の子どもには、ぜひ肉や魚といったタンパク質がとれるおかずをおかわりさ

成長期には「おかず」をおかわりして

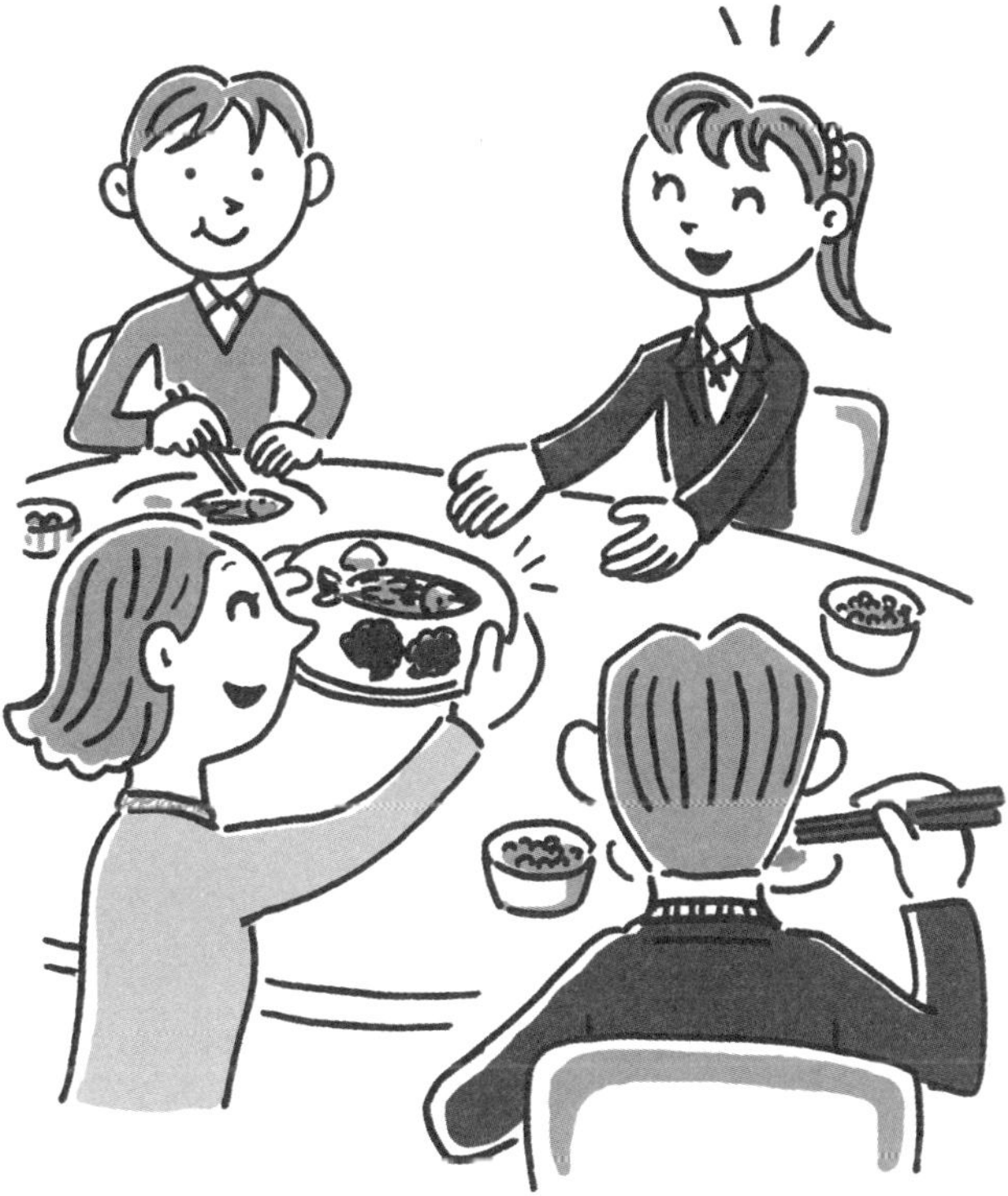

せてあげてください。

朝起きることができなかったり、疲れやすくて学校を休みがちになってしまったりといった症状に悩んで私のクリニックを訪れる10代の患者さんたちを検査してみると、重度のタンパク質の欠乏状態に陥っているケースが非常に多いのです。

タンパク質は、よほど注意して増やすように工夫しなければ、食事からだけでは、成長期に充分な量を摂取することがむずかしい栄養素です。

10代の女の子がいるお母さんとしては、とにかくこの栄養素が不足しないように、肉も魚もできるだけ赤身のものを選んで、食卓に並べてあげてください。

加えて、プロテインやアミノ酸などのサプリメントで補うのもよい方法です。

さて、女の子の場合には、身長の伸びが遅くなった頃に、次なる栄養面での試練が始まります。

それが初潮であり、その後月経として毎月の鉄の喪失を繰り返すようになります。

体の成長によって鉄も当然消費されますので、初潮を迎えることで、さらに鉄欠乏が進みます。

月経が始まったばかりの10代の女性は、タンパク質と鉄を中心とした栄養不足が生じやすくなり、このことが心や体のさまざまなトラブルの原因になります。

過激なダイエットは絶対にいけません

体の成長が一段落し、その後に初潮を迎えるようになりますが、第2次性徴はこれから始まります。

初潮を迎えても、女性はさらに成熟へ向けて、体が大きく変化している最中になります。

この時期にもっとも注意しなくてはならないことが「ダイエットによる栄養不足」です。

私は、10代前半にダイエットを繰り返したことによって、20代で骨粗しょう症になってしまった患者さんを診察したことがあります。

この患者さんは、月経が始まり卵巣や子宮が成熟する前に、厳しいダイエットを繰り返していました。その結果、月経が止まってしまったのです。

そして、その後月経が戻ってくることはありませんでした。

通常では、体重を元通りに増やすことで月経が戻ってくる場合が多いのですが、彼女に月経が戻ってこなかったのは、おそらく卵巣が充分に発達する前に、無月経の期間をつくってしまったことが原因でしょう。

月経が止まるということは、卵巣から分泌される女性ホルモンが、その後分泌されなくなるということです。

その結果、彼女には、まさに閉経の数年後に見られるような骨の変化が現れました。レントゲンで彼女の骨を見ると、骨量が減って骨がスカスカに見えるという、骨粗しょう症の典型例になっていたのです。

女性ホルモンは、女性の骨にとってとても大切なホルモンなのです。

177ページでくわしく説明しますが、女性ホルモンには骨からカルシウムが溶け出すのを防ぐ役割があるので、閉経後の女性は骨粗しょう症になりやすいのです。

若い女性、とくに成長期の女性の中には、自分の体に脂肪がつき始める第2次性徴の変化を恐れて、猛烈なダイエットを始める人がいます。

しかし、初潮を迎え、女性ホルモンが盛んに分泌されるようになれば、皮下脂肪が増えて女性らしい体つきに変化するのは、生理的に当たり前の現象なのです。

ところが、数多くの情報から、やせ願望を強く持つ女性が増えてきています。

体重だけに注目したむやみな減量は、栄養素が不足しがちな10代女性にとって、まさに「百害あって一利なし」です。

もし、どうしてもやせる必要があるのであれば、少なくとも成人してから、正しい知識による健康的なダイエットを試みてほしいものです。

朝起きられない、集中力がない……そんなときは？

体の成長と、定期的な月経のスタートによって、10代の女性は栄養不足になりがちです。そんな彼女たちの間で、比較的よく見られる症状があります。

まず、朝起きられなくなり、それまで興味を持っていたものに対して興味を持てなくなります。

また、集中した作業をすると、とても強い疲労感を感じます。

しかも体が疲れているにもかかわらず、なかなか寝つくことができなくなり、寝ついても途中ですぐに目覚めたり、嫌な夢を多く見たりするようになります。

これらの症状はすべて、**栄養不足から生じるものばかり**です。

しかし、これらの症状を精神科のドクターに伝えたら、ほぼまちがいなくうつ病の診断が下されることでしょう。

それは、患者さんが訴える症状のみから病気を診断するという、精神科特有のマニュアル的な診断方法の弊害といえます。

もしここで、少女たちに対して、鉄やタンパク質やビタミンB群の不足がないか検査し、適切に栄養素が補充されたとしたら、不要な抗うつ剤の投与は避けられるはずなのです。

もちろん、このような症状を訴える患者さんの原因すべてが栄養不足にある、とまではいいません。

しかし、私が伝えたいことは、正真正銘のうつ病ではなくとも、マニュアル診断では**うつ病とされるような症状が、栄養不足によっても起こりうる**ということなのです。

栄養不足を治したら、こんなに元気になった！

ここで、1人の患者さんについて紹介したいと思います。

E子さん（20歳）は、高校2年の頃から朝起きられなくなり、学校を遅刻したり、休んだりするようになりました。

勉強に集中することができなくなったため、学校の成績も徐々に落ちていました。

彼女は非常に寝つきが悪く、朝起きられないことを悩んで心療内科を受診し、睡眠薬を処方してもらいました。

睡眠薬を飲むと、夜はよく眠れるようになったのですが、朝起きづらいことには変わりがありませんでした。

その後、心療内科の主治医が彼女に処方したのは、パキシルという新しいタイプの抗うつ剤でした。

処方されたばかりの頃は、この抗うつ剤にも少し効果があったようです。

パキシルを飲み始めたところ、E子さんには調子がよい時間が少し出てきました。

とはいえ、元通りの学校生活を送れるレベルにまでは回復しませんでした。

E子さんは、出席日数ギリギリでどうにか高校を卒業することはできましたが、成績は上がらず、大学進学はあきらめざるをえませんでした。

はじめて処方されてから高校卒業までの間に、パキシルは1日10㎎から、最終的には40㎎まで増量され、睡眠薬も3種類にまで増えていました。

E子さんが私のクリニックを訪れてくれたときには、さらに新しいタイプの抗うつ剤が追加処方されていました。

しかし、それでもE子さんの症状はよくなっていませんでした。日中もごろごろ横になっていることが多く、たまに調子がよいときに家事を手伝うという程度の毎日を過ごしていたようです。

私のクリニックで実施したE子さんの初診時の検査データからは、体内の貯蔵鉄が底をついた状態であることが一目瞭然でした。これは、深刻な鉄不足です。

ビタミンB群もカラカラに干上がった状態で、この**栄養不足こそが睡眠のトラブルや集中力低下の原因**であると考えられました。

これらの栄養素が不足しているときには、パキシルのようなSSRIと呼ばれる薬が、投与初期に少し効果を出してくれます。

鉄やビタミンB群が不足していても、薬が脳内のセロトニン濃度を無理やり上げるからです。

しかし、セロトニンの材料が不足している脳にいくらＳＳＲＩを投与しても、期待するような回復が見込めるわけがありません。

私は、彼女の脳神経細胞がＳＳＲＩの力を借りずにセロトニンを充分つくれるように、アミノ酸や鉄、ビタミンＢ群を補うように指導しました。

14ヵ月という治療期間をかけて、Ｅ子さんは、やっとすべての薬をやめることができました。

今では近くのコンビニでアルバイトをやっても疲れがたまることはなく、日常生活を楽しむことができるようになっています。

「20代の栄養対策」で人生に差がつく！

20代は社会人として社会に出る年代ですから、自然とお酒の席に参加することが多くなります。10代で鉄欠乏を起こしていても、自覚しないまま20代に突入する人もたくさんいます。

朝スッキリと起きられなかったり、気分が落ち込みやすかったりといった症状は、

鉄欠乏の影響によるケースが多いのですが、栄養不足に気づいていない人は、それらを自分の性質や性格からくるものだ、と勘違いしていることがよくあります。

こうした症状の改善には、鉄やビタミンB群、タンパク質の補給が必要です。

20代でしっかりと栄養対策をしておくことで、後々、同世代との差が現れます。

お酒好きほど「ストレスがたまる人」

成人すると、合法的にお酒が飲めるようになります。仕事の疲れやストレスをお酒で癒そうと考えている人がいるかもしれませんが、お酒では絶対にストレス解消することができないということをどうか知ってください。

アルコールが肝臓の負担になることは有名ですが、アルコールが代謝されるときに、体内の大量の栄養素が消費されて失われるということは、あまり知られていません。

この反応は、アルコールによる肝臓への負担がなくても起こるものです。

ですから、たとえごく少量の飲酒であっても、飲酒の機会がある人ならば誰にでも起こっている現象なのです。

お酒は「脳のストレス」につながります

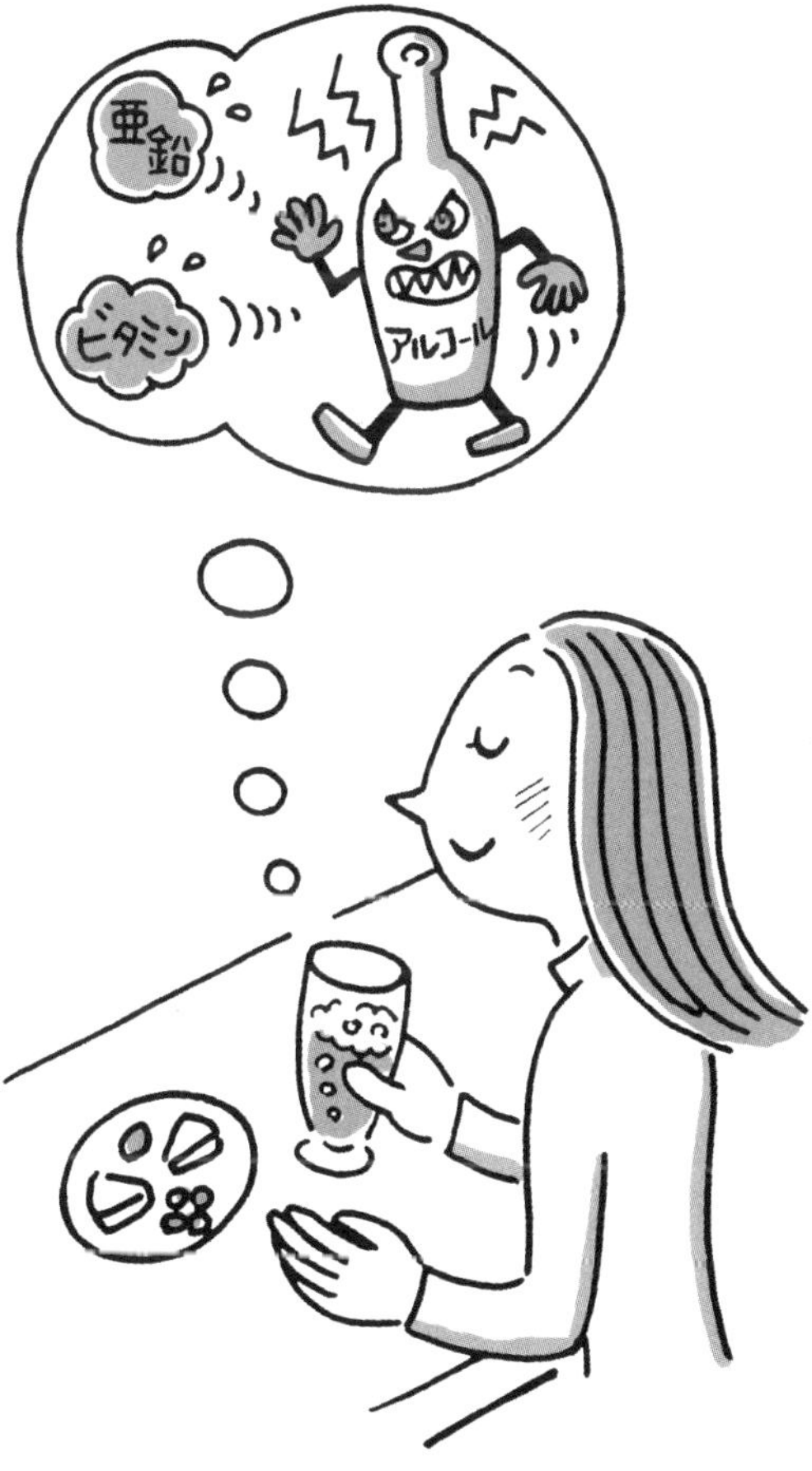

アルコールの代謝によって、とくにビタミンB群に含まれるビタミンB_1、葉酸、ナイアシンと亜鉛というミネラルが失われます。

葉酸が不足すると、うつ症状や睡眠障害が出てきます。なぜなら、葉酸は脳内ホルモンであるノルアドレナリンやセロトニンの合成に必要不可欠な栄養素だからです。またナイアシンが不足すると、脳内ホルモンのバランスが乱れ、やはり精神的に不安定になります。

お酒を飲むことが、逆に脳のストレスにつながるわけです。

食事以外でもストレスを解消する方法はたくさんあります。健康的にストレス解消する方法は、5章で紹介することにします。

「亜鉛補給」で髪や肌、爪の先まで美しく!

亜鉛は、私たちの体にとって、鉄と並んで大切なミネラルです。

亜鉛は、「セックスミネラル」または「生命必須のミネラル」と呼ばれることがありますが、それは亜鉛が、精巣や卵巣などの臓器に大量に含まれているからです。

その他、亜鉛は毛根や粘膜、皮膚などにも多く含まれます。

これらの臓器や組織に共通するのは、細胞の分裂が活発に行なわれているということです。

精巣では、精子を大量につくらなくてはなりません。また、卵巣でも毎月の排卵のために活発な細胞の活動が必要です。

そして、毛根では毛髪を伸ばすために細胞分裂を盛んに繰り返しています。

つまり、亜鉛が減ってしまうことによって、これらの臓器や組織の活動が落ちてしまうのです。


亜鉛が不足すると、まず毛髪や爪にわかりやすい変化が現れます。


まず、髪の毛の質が落ちてきます。

細くなってツヤがなくなり、その後、抜け毛が増えてきます。髪の毛が細くなることとあいまって、髪が薄くなるように見えてくるでしょう。

爪は、縦の線が目立つようになり、ツヤがなくなってきます。また爪に白い斑点が出ることもあります。

私は、子どもの頃からアトピー性皮膚炎で、自分の爪には常にこの白い斑点が3〜

4個ありました。

祖母はその爪を見て、爪の白い斑点は幸運の証であることを繰り返し話してくれました。海外でも、爪の白い斑点はラッキースターといわれるようなのですが、実はこれは亜鉛欠乏の1つの症状なのです。

食事療法に目覚めてからは、食事の内容に気をつけ、サプリメントでもしっかりと亜鉛を補うようになったので、私の爪のラッキースターは消え去りました。今では、ピンク色のツヤツヤした頑丈な爪になっています。

その他、亜鉛が不足すると皮膚ではカサつきが目立つようになり、表面が細かい粉をふいたようになります。

また粘膜の機能が落ちるため、繰り返し風邪をひくようにもなってしまうのです。

亜鉛は飲酒によって減ってしまうミネラルなので、亜鉛の不足はアルコールの代謝にも影響を及ぼします。ですから、悪酔いをするようになったり、二日酔いが増えてきたりしたら、まずは亜鉛不足を疑ってみてください。

また亜鉛は糖質代謝にも深く関係するので、米やパン、あるいは甘いものを多く食べることでも容易に不足してしまいます。

ちなみに米でも小麦でも、胚芽の部分に亜鉛が含まれていますので、白米や白いパンでなく、**胚芽米や全粒粉のパンなどを食べる**ことは、栄養面から見てとてもよいことです。

子どもをつくる人にも大事な「亜鉛」

女性にとって、20代は、子どもをつくるにはもっとも適している年代です。ところが、この時期に亜鉛が不足すると、妊娠や出産にとってとてもマイナスになります。

精子と受精した卵子は、活発に細胞分裂を繰り返すことで胎児になりますが、細胞分裂になくてはならない亜鉛が不足していると、受精卵の分割に支障をきたす可能性があるのです。

私のクリニックでは、不妊治療中の患者さんへ妊娠しやすいように栄養状態を改善するための栄養指導も行なっているのですが、その際、ほとんどの患者さんに対して、亜鉛のサプリメントをとるようにすすめています。

亜鉛は、妊娠を助ける働きを持つ重要なミネラルなのです。

最近は結婚年齢が遅くなり、出産の年齢も高くなる傾向があります。

私のクリニックでも、46歳で自然妊娠し47歳で出産した患者さんがいます。

彼女に対しても、私は亜鉛のサプリメントをとり、栄養状態を整えるように指導しました。

多くの患者さんと接していると、栄養状態を改善することで、妊娠が成立しやすくなることがよくわかります。

つまり妊娠を考える場合には、妊娠の成立にもその後の胎児の成長にも栄養状態を整えるということが非常に重要なことなのです。

妊婦さんが「食べるべきもの」「避けた方がよいもの」

妊娠中は、当然のことですが月経が止まります。

つまり妊娠中の女性は、月経周期にともなうホルモンが原因のさまざまなトラブルから解放されます。

ＰＭＳ（月経前症候群）がある場合には、その苦しみから解放されますし、月経痛がある場合には、あの痛みから解放されます。

妊娠が成立し、赤ちゃんへの栄養供給のための胎盤がつくられると、女性ホルモンであるプロゲステロンが胎盤から大量に分泌されるようになります。

これは月経間のように増えたり減ったりしないで、一定して分泌されるようになるため、そのホルモンの増減による体の負担から解放されます。

プロゲステロンには、食欲を増し体重を増やす働きがあります。

プロゲステロンには、妊娠を継続させるために有利な環境をつくる働きがあるからです。

充分に赤ちゃんへ栄養分を供給しなくてはならない妊娠期間は、ホルモンの働きによって、摂取する栄養を増やすように調節されているのです。

プロゲステロンがたくさん分泌された状態になると、食べものの好みが変わってしまうことがよくあります。

ときに甘いものを強く食べたくなってしまうことがありますが、これには注意しなくてはなりません。

プロゲステロンは赤ちゃんにとって必要な栄養分を多く食べるように食欲を増やしますが、それは「甘いもの」や「炭水化物」ではないからです。

赤ちゃんにとってもっとも重要な栄養素が何かというと、それはまちがいなくタンパク質です。

タンパク質を摂取すると赤ちゃんにアレルギーができやすいとか、肉の脂がよくないとか、さまざまな情報や理由によって妊婦さんがタンパク質を控える傾向がありますが、これは大きなまちがいです。

妊婦さんには、とにかく充分な量のタンパク質が必要なのです。

しいて注意点を挙げるとしたら、タンパク源となる食材をかたよらないで食べるということくらいでしょうか。

つまり、肉、魚、卵、乳製品、豆類など、タンパク質を多く含む食材を、多くの種類からかたよらずに摂取する、ということだけ心がけてください。

先ほども述べましたが、プロゲステロンの働きで、妊娠中は体重が増えやすくなります。

私は、**ある程度の体重増加は妊婦さんにとって必要なこと**だと考えています。

ところが、日本では妊娠中の体重増加を厳しく管理する傾向があります。その指導に従ったがために、本来必要な栄養素が足りなくなってしまった妊婦さんのケースを、私はたくさん見てきました。

欧米では、妊婦さんの体重管理は日本ほど厳しくありません。しかも、妊婦さんの身長や体格によって目安となる基準値が異なっています。欧米人と比較して小柄でやせ型が多い日本人の妊婦さんにこの基準を当てはめてみましょう。

すると、12～15kgの体重増加は充分許容範囲内だということがわかります。もちろんこの体重増加は、バランスのよい栄養摂取による体重増加であることが前提条件です。

糖質や甘いものばかりを食べているときの体重増加は、妊娠糖尿病の原因になりますし、お腹の中の子どもへも悪い影響が出てきますので、絶対に避けなくてはなりません。

妊婦さんにコレステロールが絶対必要な理由

妊娠や出産の時期の女性に見られる心のトラブルに、「マタニティーブルー」と「産後うつ」が挙げられます。

とくに、産後のうつ症状は、育児ノイローゼと時期を同じくして起こります。マタニティーブルーにしても産後うつにしても、さまざまな原因が指摘されています。妊娠や出産後のホルモンバランスの変化だけでなく、妊娠中の家庭環境や子育て中の精神的なストレスなども原因の1つとされています。

そして最近注目されるようになってきたのが、マタニティブルーと、妊娠前や妊娠中の血液中のコレステロールとの関係です。

多くの研究報告によって、低コレステロールが産後うつを含めたこの時期の心のトラブルと関係があることがわかってきたのです。

血液中のコレステロール値は、高いと血液がドロドロになるようなイメージが先行し、低ければ低いほどよいと思われています。

ところが、妊娠中や出産後の心の状態を良好に保つためには、コレステロールが低い状態は絶対に避けなければならないのです。

血液中のコレステロールは、卵を食べるとそのまま増えるような印象がありますが、実はその80％は自分の肝臓でつくられるものです。

肝臓でコレステロールを合成するためには、総合的に栄養状態がよいことが条件になります。

タンパク質が充分にあり、血糖値も安定していてエネルギー供給が一定になっている、そんなときに肝臓で盛んにコレステロールを合成するようになります。

コレステロールは脳に大量に含まれているものでもあり、さらにストレスがかかったときに活躍するコルチゾールというホルモンの材料でもあります。また女性ホルモンの材料にもなるため、とにかく**妊娠や出産には大切な成分**なのです。

30代の女性が知っておくべき栄養の常識、非常識

30代は、仕事盛りで、家庭を持つ人も増えます。

女性は母親、妻、職業人と、多方面の役割を求められる時期でもあります。

長年の栄養不足に気づかず、求められる役割をこなせない自分を責める方もいらっしゃいます。

とくに、妊娠出産という大イベントには、命を育てるのですから、大変な量の栄養が必要になります。

亜鉛や、タンパク質、ビタミンB群、とくにビタミンB_{12}や葉酸など、そしてタンパク質の補給が必要です。

まわりにエネルギーを注いで、自分の体を顧みないと、幸福の王子の像のように、少しずつ身を削っていくことになるので要注意です。

栄養補給で「不安・イライラ」を解消

これまでさまざまな栄養やホルモンの問題によって生じるメンタルな不調について紹介してきました。

例えば、「疲れやすい」、「やる気が起きない」といった症状は、鉄やビタミンB群の不足によって生じます。

もちろん、疲れや抑うつ感は、栄養やホルモン以外の原因でも生じることはあります。

しかし、大切なことは、表面に現れている症状の背景には、栄養やホルモンの問題が隠れているかもしれない、ということを常に頭の片隅にとどめておくことです。

そして、それらの症状に対して食事を変えてみたり、ときにはサプリメントで適切な栄養素を補充したりすることによって、自分でできる対応を試してみてください。

ここでは、妊娠や出産が終わって子育て中の女性を含めた、一般的に月経がある年代の女性が感じるイライラ感と栄養の関係、そして対処法についてまとめてみたいと思います。

①食後の数時間後に起こるイライラ

些細なことにイライラしたり、必要以上に子どもを叱ったりしてしまうことが、昼食や夕食の数時間後に起こるとしたら、それには低血糖症が関係しているのかもしれません。

血糖値の変動は、どちらかというと午前中は落ち着いていますが、午後から夜にかけては、自律神経による血糖値の調節機能が落ちるため、血糖値が乱高下しやすくなっています。

昼食を食べて2～4時間後の時間帯に、イライラ感が出やすかったり、そのイライラ感が甘いものを食べることによって和らいだりした経験がある人は、低血糖症の可能性があります。

そんな人には、昼食と夕食には炭水化物を食べない糖質制限メニューを試してみることをおすすめします。

②月経周期と関係があるイライラ

月経周期と関係する場合、月経が始まる2週間前から月経までの期間にイライラ感が起こることが多くあります。

そのときには、「何となく気分が沈む」とか「体がだるくて動けない」といったさまざまな症状をともなっていることがよくあります。

また、月経が始まると、何事もなかったかのようにイライラ感が消えるのも特徴です。

このようなPMSに関係するイライラ感の場合は、186ページで紹介する方法を試してみてください。

PMSを軽くするには、交感神経の緊張をほぐすのが一番です。

月経周期には関係しているものの、上記の時期に一致しないイライラ感については、月経の出血で、鉄不足が進行しているためかもしれません。

鉄が不足すると、神経が過敏になったり、気分の浮き沈みが激しくなったりします。ちょっとした刺激によってイライラ感が出てくるようになってしまうのです。

③その他のイライラ感について

コレステロールが低いと、衝動性や攻撃性が増しますので、突発的な行動をとってしまうことが多くなります。

これは、女性に限ったことではありません。

アメリカで、問題行動を起こして停学処分になった子どもの健康状態を調べたところ、コレステロールが低い子どもが多かったというデータがあります。

低コレステロールがイライラ感や衝動性、攻撃性を増進させるということが判明してきて、現在注目されている分野なのです。

また、ビタミンB_6が不足すると、脳の興奮にブレーキをかける働きのある脳内ホルモン、GABAが減ってしまいます。

そうなると、興奮系の脳内ホルモンが相対的に優位になりますので、ビタミンBが足りなくて体はとても疲れているのに、気分はイライラ、そわそわしていて落ち着きがないという、とてもアンバランスな状態になってしまうことがよくあります。

イライラ感という感覚だけでも、さまざまな原因で起こることが理解していただけたと思います。

もちろん、その他にも病気の症状としてのイライラ感もありますので、原因をホルモンや栄養代謝に限って考えることはしないように注意してください。

「女性ホルモン」の変化に注意！

40歳を過ぎると、月経周期が保たれていても分泌される女性ホルモンに変化が出てきます。

女性ホルモンの分泌量が減少してくるのです。

女性ホルモンは、エストロゲンとプロゲステロンに分けることができますが、この2つの女性ホルモンのバランスを保つことが、更年期を迎える女性には絶対に必要です。

エストロゲンの作用は、次のようなものです。

・卵子の成熟を促進し排卵を誘発する
・肌をうるおわせ、毛髪にツヤを与える
・血管をしなやかに保つ
・骨からのカルシウム流出を抑制する
・中性脂肪、LDLコレステロールを減らす
・意欲を高め、性欲を強める

40歳を過ぎ、エストロゲンの分泌が徐々に減ってくると、これらのエストロゲン作用が弱まってきます。

その変化は、「老けた印象」と直結しますから、女性にとって好ましくないものばかりでしょう。

さらにエストロゲンの減少が急激に起こる時期には、顔に多量の汗を急にかいてしまうという「ホットフラッシュ」や「のぼせ」といった症状が現れます。

抑うつ傾向になることも多く、これらの症状の多くがエストロゲンの急激な減少によって生じると考えられています。

そのため、これまではエストロゲン製剤というエストロゲンを補給する薬を服用することで、これらの症状の治療が行なわれていました。

しかし、副作用のために現在はあまり使われなくなってきています。

また、エストロゲン製剤を服用しても、抑うつ感やその他の更年期症状が改善しなかった患者さんもたくさんいます。

そのような場合は、エストロゲンだけでなく、もう一つの女性ホルモンであるプロゲステロンの減少が原因だと考えられます。

このケースでは、エストロゲンではなく、プロゲステロンを補わなくてはなりません。

大切なのは、これら女性ホルモンのバランスなのです。

いずれにしても、40代から更年期にかけては、それまで繰り返されてきた月経を保つための女性ホルモンのバランスが崩れ、量が減少していきます。

この変化によって、この時期には心や体へ大きな負担となり、つらい症状が引き起こされることになるのです。

ところが日本では「更年期＝エストロゲン減少」という構図が通説になっており、プロゲステロンが優位に減少するタイプの更年期障害については、きちんと認識されていません。そのため、医療界でも「女性ホルモンのバランスが大切」という知識をきちんと持っている医師の方が少ないのが現状です。

そのため、更年期症状で悩む女性たちに適切な対応ができない、これが日本の医療の問題の1つなのです。

とにかく「大豆製品」を食べること！

40代になったら、納豆やみそ汁を多く摂取し、無調整の豆乳を飲むように心がけるなど、積極的に大豆製品を口にしてください。

それだけで、充分な量のイソフラボンを摂取することができます。

大豆に含まれているイソフラボンはファイトエストロゲンといって、エストロゲンに似た構造をもち、エストロゲンのように体の中で作用する成分なのです。

日本人は欧米人と比較すると乳がんの発生が少ないのですが、これは日本人がもともと大豆の摂取量が多いことが理由だといわれています。

イソフラボンは、エストロゲンと構造が似ているために、女性ホルモンと似た作用を示しますが、それと同時にエストロゲンとプロゲステロンの調整をする作用もあることがわかってきました。

つまり、イソフラボンには、女性ホルモンの「天然のバランサー」という働きがあるのです。

大豆製品は「女性の味方」です!

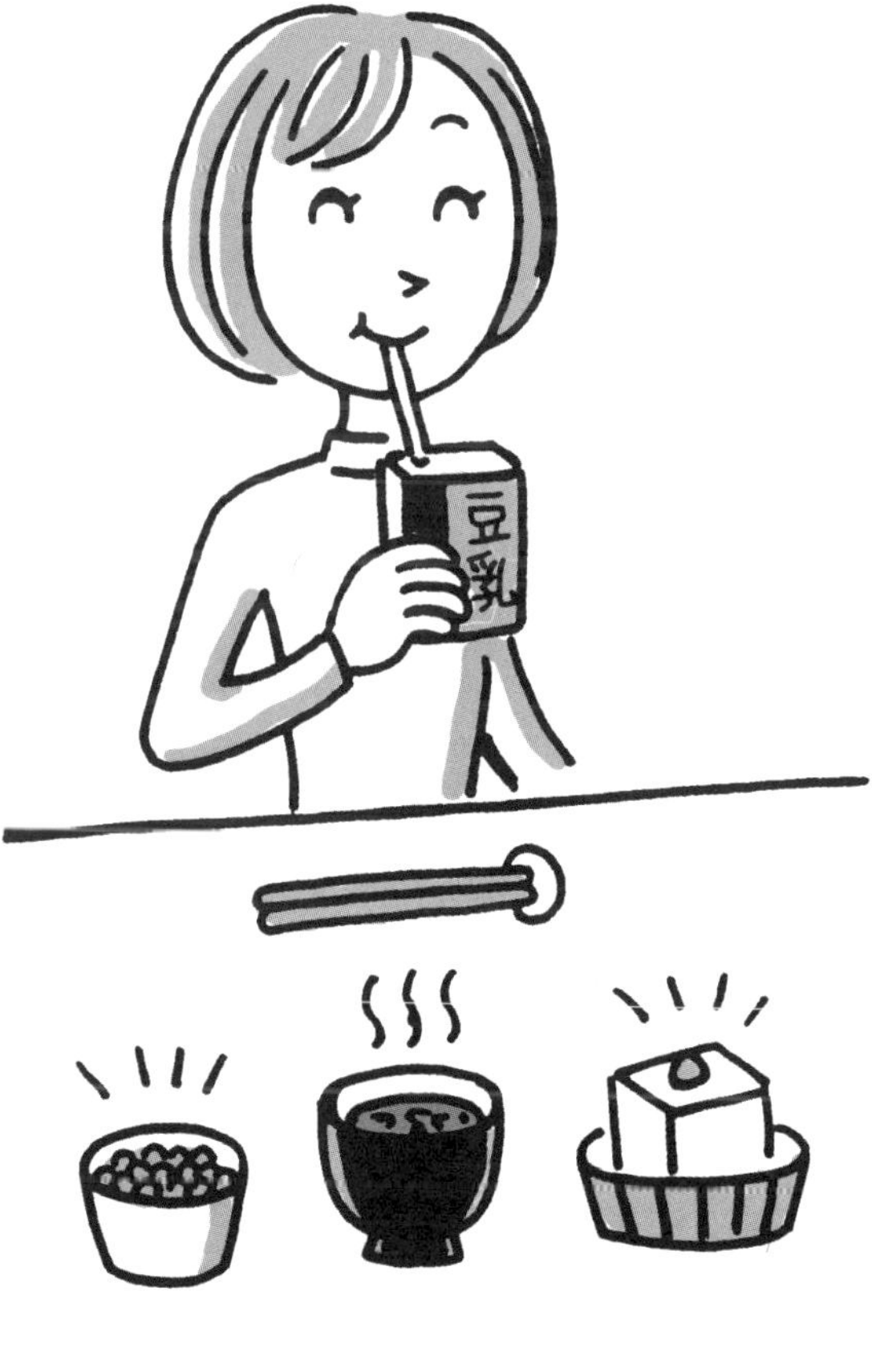

更年期障害は、エストロゲンとプロゲステロンの作用がともに弱まるときに、どちらのホルモンが優位に減少しているかによって、補充すべきホルモンが異なることをお伝えしました。

イソフラボンの作用を応用すると、エストロゲン優位タイプの更年期障害にも、プロゲステロン優位タイプの更年期障害にも、効果が期待できることがわかります。

しかも、イソフラボンにはホルモン製剤のような副作用は一切ありません。

大豆製品は、天然物由来であるからこそのすばらしい調節作用を持っているといえます。

ちなみに、イソフラボンの過剰摂取の危険性について以前話題になったことがあります。

しかし、今では通常の範囲内の摂取量であれば、副作用については心配ないということがわかりました。

安心して、どんどん大豆製品を食べてください。

閉経後の女性に骨粗しょう症が増える理由

月経がある時期には、女性の骨は女性ホルモンによって調節されています。骨はカルシウムの貯蔵庫の役割を果たしていますが、骨の中にあるカルシウムは、常に血液中のカルシウムと入れ替わりながら、貯蔵量を調節しているのです。女性ホルモンは、骨からのカルシウムの流出量を減らすようにコントロールしています。

更年期を過ぎ閉経を迎えると、女性ホルモンの分泌量が減少し、骨からのカルシウムの溶け出しが増えてくるのです。

そのため骨粗しょう症は、女性が男性よりも圧倒的に多くかかる病気の1つなのです。

女性ホルモンの減少による、骨からのカルシウムの溶け出しが急激に増えると、血液中にカルシウムがあふれ出し、体中のいろいろな場所にカルシウムのかたまりである石灰をつくってしまいます。

そのため、女性は更年期から閉経にかけて、動脈に石灰化が起こり動脈硬化を認めやすくなります。

また、女性が胆石ができやすくなるのもこの時期です。

そして四十肩、五十肩といわれる肩関節の強い痛みと石灰化をともなう関節の炎症にも、この変化が関係していると私は考えています。

この変化は、カルシウムの摂取量が少なくなりカルシウム不足になったときにも起こります。

これはカルシウムが足りないのに、血液中にカルシウムがあふれ出してしまうという逆説的な変化が起こるので、カルシウムパラドックスと呼ばれています。

カルシウムパラドックスによって脳内の血管にも石灰化が生じます。

また認知症、糖尿病、関節リウマチなどの、さまざまな疾患とも関係があることが知られてきています。

50歳を過ぎた女性にとって骨粗しょう症を防ぐということは、実は多くの病気や症状を予防することになるのです。

女性ホルモンを補う「ビタミンD」の威力

女性ホルモンが不足しがちな50代以降の女性にぜひとってほしい栄養素があります。それはビタミンDです。

ビタミンDは、海外のアンチエイジング分野ではまさに主役といった感じで注目されている、すごい栄養素なのです。

50代になると、ほとんどの女性は閉経を迎えます。どうがんばっても、女性ホルモンのエストロゲンとプロゲステロンの減少を止めることはできないのです。

エストロゲンもプロゲステロンも、脳に直接的に作用します。

ですから、更年期にともなう「怒りっぽくなる」「気分の浮き沈みが激しくなる」といった多くの精神症状は、女性ホルモンの減少が原因の1つなのです。

そして最近の研究の結果、**ビタミンDには、女性ホルモンの減少を補うような働きがある**ことがわかってきました。

ビタミンDを効果的に体内にとり入れる方法、それは「**日光を浴びること**」です。ビタミンDは、私たちの皮膚が紫外線に当たることによって合成される栄養素だからです。

一般的には「1日20分日光を浴びればよい」といわれていますが、季節によって紫外線量は大きく異なります。

日々の生活で浴びるべき日光の目安は、「日焼け止めを使わなくても日焼けしない程度」と考えてください。

ちょっとした移動や外出時は、できるだけ皮膚を日光に当てることを心がけるとよいでしょう。

自分で合成できる栄養素なのですから、本来であれば不足することはないはずです。ところが最近、ビタミンD不足になる女性が増えているのです。

美白ブームや将来的な皮膚がんの危険性が指摘されるようになり、女性が紫外線に

日光を浴びて、「体の中から若返る」

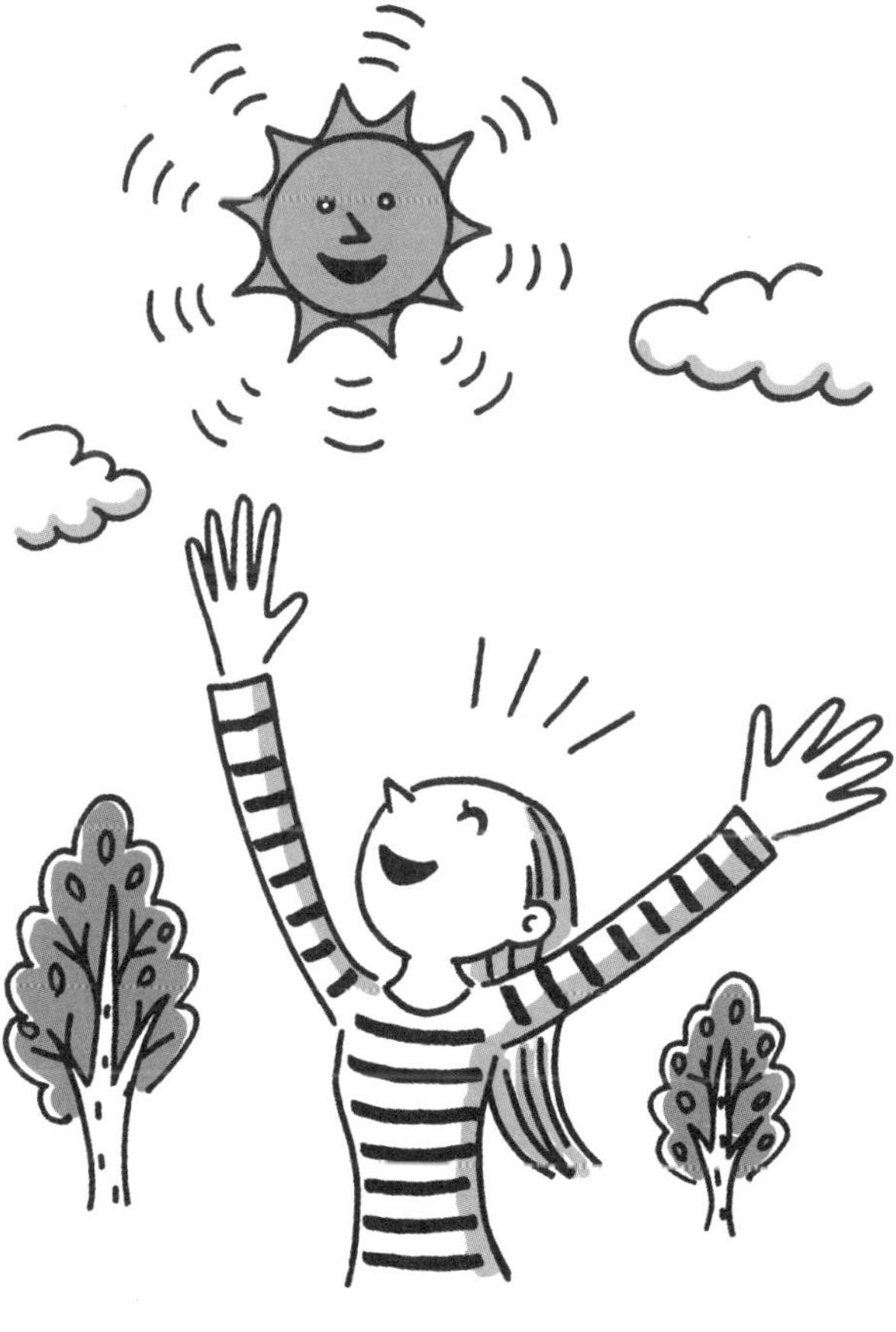

肌をさらす機会が激減したためだと考えられています。

例えば緯度が高い北欧などでは、冬季になるとうつ病の患者が増えることが知られています。

このことも、冬になり日照時間が短くなるとビタミンDが不足することが原因の1つと考えられるようになり、今では9～10月からビタミンDを摂取することで、冬季うつ病の予防が行なわれています。

また以前から、アメリカに住んでいる黒人の人々は結核になりやすいことや、感染症にかかるとひどくなりやすいことが知られていました。

黒人の皮膚は紫外線を通さないようにメラニン色素が多く含まれているため、同じ緯度で生活していると、白人よりもビタミンDが不足してしまうのです。

このことが、黒人の免疫力を下げてしまう理由であると考えられています。

従来は、ビタミンDの働きは骨を丈夫にすることだけだと考えられてきました。しかし、免疫力を上げる作用もあることが発見され、今では感染症だけでなく、各種のがんの発症や予後と深くかかわっていることがわかってきています。

とくにビタミンDが不足すると、乳がんの発症率が上がることが知られるようになり、女性のがんとビタミンD不足の関係が注目されるようになりました。

その後、ビタミンDとカルシウムを積極的に補充した場合には、閉経後に発症するあらゆる種類のがんの発症が大幅に抑制されることがわかりました。

このことは、更年期から閉経後に起こる女性ホルモンの変化にともない発症するがんも抑制していることを示しており、50歳以降の女性に起こる多くのトラブルを予防するための重要なヒントになると思います。

5章

医師がすすめる効果バツグンのストレス解消法

――ほんのちょっとしたことに気をつけるだけ！

「女性特有のストレス」をグッと軽くする法

ここでは、食事以外で「女性特有のストレス」を和らげる方法を紹介しましょう。

1章と3章で「月経周期にともなうホルモンバランスの乱れ、PMS（月経前症候群）といった毎月現れる体の変化も、女性に特有のもの」であると述べました。

PMSの症状は、「理由もなくイライラする」「何となく気分が沈む」「体がだるくて動けない」など人によってさまざまですが、女性の実に80%が経験しているといわれる深刻な症状です。

PMSをグッと和らげる、日常生活の具体的な工夫についてお伝えしましょう。ポイントは、とにかく「自律神経を緊張させない」ということです。PMSは、ストレスによって自律神経が緊張することで、すぐに悪化してしまうからです。

①手足を温める

月経の2週間前からは、夏でも長袖を着る工夫をしたり、靴下を持参してクーラーが効いているところでは着用したりするようにしましょう。

足浴などで、膝から下をゆっくりと温めるのもよいでしょう。

とくに、太ももの筋肉を温めることはとても効果的です。夏でも、ひざ掛けを常に準備しておきましょう。

また、生姜は手足を温める作用があります。生姜入りの温かい紅茶などをゆっくりと飲むのもよいと思います。

手足の先には自律神経が集中しています。手足を冷やすことで、交感神経はすぐに緊張してしまいます。この刺激で交感神経が緊張すると、なかなかそのスイッチをオフにすることはできません。

ですから、寒くなくても積極的に体を温めて、冷えを予防することが肝心なのです。

②「質の高い睡眠」を取る

交感神経の緊張を予防するには、快適で充分な睡眠を取ることが非常に重要です。ぬるめのお風呂にゆったりとつかり、浴室を好きなアロマの香りで満たすのもよいでしょう。お気に入りの入浴剤を用いるのも効果的です。

そして眠る前にホットミルクを1杯ゆっくりと楽しんでから眠りにつくのも、快適な睡眠を取るためにとても効果的です。

「寝る前の飲食は太りやすい」といわれていますが、飢えた状態で眠りにつくのはやめた方がよいと私は思います。

就寝前にホットミルクを飲んだりアーモンドを食べたりすることは、睡眠中の血糖値を安定させるためにはとてもいいことなのです。

また、快適な睡眠を得るためには、眠る時間帯がとても重要です。

どんなに忙しくても、夜11時には眠るための態勢を整えるようにしましょう。

人間は、深夜2時までの睡眠でその日の疲れを取り、翌日のための体の修復作業をしています。つまり、深夜2時までにいかに深い睡眠状態になっているかがポイントになるのです。

また、深夜2時までの修復作業は、脳がリラックスした睡眠状態であることが前提条件です。夕食後の仕事やパソコンによる作業は避け、脳がリラックスした状態で眠りに入れるように工夫してください。

③朝のストレッチを欠かさない

月経2週間前からは、起床後の10分間の筋肉ストレッチタイムをつくってください。実は、筋肉は起床時にはこわばった状態になっています。

筋肉は、収縮と弛緩《しかん》が適度に繰り返されているときに、もっともリラックスした「よい状態」になるのですが、寝ているときは、長時間同じ姿勢が続きますので、筋肉にとってはよい環境ではないのです。

ストレッチはやり方がとても大切です。具体的な方法はストレッチを紹介している本などを参考にしていただきたいのですが、ベッドの上で無理なくできるポーズをいくつか覚えておくだけで大丈夫です。

もし首や肩、あるいは腰などの特定の場所の筋肉痛やこわばりを自覚されている方であれば、朝一番のストレッチでその部位を重点的にストレッチをしてください。

こわばったままの筋肉を使うことは、交感神経の緊張をつくり出すきっかけになってしまいます。

④ストレスを避ける

これはもっとも困難かもしれませんが、非常に大切なことです。**想像もしていなかったことがストレスの原因であるとわかっただけで、かなりのストレス軽減になる**ことも珍しくありません。

もし自分の夫がストレスの原因であったとしたら、充分な睡眠を取ることとの重要性を説明して、月経の2週間前から夜と朝に顔を合わせる時間を減らすのもよいかもしれません。

会社の上司がストレスの原因だとしたら、理解してくれている女性の同僚と協力し、できるだけ上司と顔を合わせなくて済むように工夫することも必要でしょう。

PMSは、最近になってから、正式な病名として理解されるようになってきました。理解のある会社であれば、主治医に相談し、月経の2週間前から残業なしで帰宅できるように診断書を書いてもらうこともできるかもしれません。

ストレスを避けるためには、自分にとって何がストレスであるのかを把握する必要があります。

ときに思いも寄らないことがストレスであることが珍しくありません。

女性にとって姑がストレスとなることはよく理解されていますが、意外なことに実の母親がストレスの原因になっているケースだって珍しくありません。

この場合、本人はそのことに気づいていないことも多いのです。ストレスの原因を把握するためには、ときには第三者の力を借りて探求することが必要になることもあります。

⑤血糖値を安定させる

ＰＭＳを防ぐ食事のとり方として、私のクリニックでは、**豆類やチーズ、焼き鳥（塩味）、ゆで卵などをこまめに食べる**ようにすすめています。

いずれも１品だけにかたよらないように食べることが大切です。

また、患者さんにプロテインやアミノ酸のサプリメントを、食間に頻繁に摂取してもらうこともよくあります。

これは、血糖値を安定させるための工夫です。

血糖値が低い時間帯や、血糖値が正常であっても、急激に血糖値が低下している時間帯には、交感神経がフルに活動しています。

そのために、上記の食べものやプロテイン、アミノ酸を摂取し、血糖値を安定させるように工夫してもらうのです。

また、血糖値は夜間も大きく変動していますから、就寝前の軽食もよいと思います。

「何かに熱中すること」は、最高のストレス解消法

食事で栄養素を補充すること以外に、私たちが自分でできるストレスへの対応方法はないのでしょうか？

安心してください、とっておきの効果的な対処法があります。誰にでもできる、簡単で、しかも効果はバツグンです。

それは、**「普段の生活とは質の違う別世界をつくること」**です。

例えば、お好きなアロマの香りを満たしたバスルームで、ゆっくりと入浴を楽しむことで、別世界をつくりリラックスするのもよいでしょう。

社会人サークルに入って、ダンスや音楽などを趣味として楽しむのもよいですし、料理や英会話など、習いごとを始めるのもよいアイデアです。そこで友人をつくって

新しい人間関係を形成できれば、気分転換が容易になります。

興味のあるコンサートやライブに足を運ぶのも、とてもいいアイデアだと思います。

とはいえ、最近は働く女性が増えて忙しい人が多いので、趣味のために充分な時間を割くことはむずかしいかもしれません。

大丈夫。どんなに忙しくて時間がない人だって、「別世界をつくる」ことは充分に可能です。

最近、私のクリニックに訪れる女性の患者さんたちの中に、「別世界」をつくって自分のストレスを上手に処理できる人が増えてきました。

その中の1人をご紹介しましょう。

「韓流スター」でうつ病を克服した女性

私のクリニックを毎週訪れていたF子さんは、50代の主婦の女性です。

彼女はうつ病に悩んで来院されました。

当院に通い始めた当初は、あまりお洒落《しゃれ》を気にする精神的な余裕がないようでした。

また、F子さんはいつもご主人とお姑さんの愚痴をこぼしていたので、その表情はとても暗く、ネガティブに見えました。

ところが、あるときを境に、F子さんは来院するたびにグングンキレイになっていきました。丁寧にお化粧をするようになり、身だしなみにも気を使い、あっという間にステキな女性に変身してしまったのです。

そして、明らかにネガティブな悪口を口にする回数が減りました。

この変化を不思議に思った私は、あるとき、F子さんにその理由を尋ねてみました。

すると、彼女は、

「だって私、診察のたびに新宿に出てこられるのが、楽しみで仕方がないんです」

といいました。

そして、何と「私、今恋をしているの」とうれしそうにいうのです。

私がもっと突っ込んで聞いてみると、F子さんの恋のお相手とは、なんとある韓流スターでした。

彼女は、新宿にある私のクリニックを受診した後、必ず隣駅の新大久保にあるコリアンタウンに立ち寄ることにしているのだそうです。

新大久保のコリアンタウンは、同じ韓流スターのファンであるF子さんと同世代の女性たちや、K‐POPアイドル目当ての若い女性たちでにぎわっており、活気のある通りを歩いているだけで、楽しくなってくるのだそうです。

そして、そのたびにお目当てのスターのポスターを買って帰り、寝室の目立つ場所に貼っているのだそうです。

F子さんは、大好きなスターの写真を見ているだけで、本当に胸がときめいてウキウキしてくるのだそうです。まさに、「恋をしている」状態です。

彼女の携帯電話の待ち受け画面も、もちろんお気に入りの韓流スターの笑顔の画像です。

一度だけ、私もF子さんの携帯の待ち受け画面を見せてもらったことがあります。携帯を差し出す彼女の表情があまりにも幸せそうなので、私までウキウキとした気持ちになってしまいました。

この話からわかることは、F子さんは韓流スターの写真を見て、彼のことを考えている間は、日常生活とは異質の別世界をつくることができるということです。

女性は「別世界」に入ることで日常のストレスから解き放たれ、自然と体がリラッ

クスし、心地よい胸のときめきを感じることができるのです。

「別世界」には、スイッチを切ることがむずかしい持続性ストレスすら消し去り、脳と体のストレス反応を瞬時に収めるという、ものすごい効果があるのです。

さらにうれしい後日談があります。

実は、F子さんはうつだけでなく、パニック障害とも診断されていました。乗りものに乗ることに強い不安があり、電車や車に乗るたびに激しい緊張感で苦しみ続けてきたのです。

しかし、私のクリニックで受けた栄養療法と、韓流スターへの思いとの相乗効果によって、彼女の症状は急速に改善していきました。

そして、乗りものに対する恐怖心を乗り越え、ついに憧れの地韓国まで飛行機に乗って旅行することに成功したのです！

F子さんの初期の改善経過は、不足していた栄養素を補うという栄養療法の効果であることは明白です。

しかし後半、彼女の症状は加速度的に改善していきました。この驚異的な経過は、韓流スターによる「別世界」の効果が大きかったように思います。

「声を出して笑う」免疫力アップ法

「別世界をつくる」以外にも、瞬時にストレス反応のスイッチを切ることができる方法があります。

それは、**「声を出して笑うこと」**です。

私の友人に、大阪大学大学院准教授の大平哲也先生という人がいます。

彼は、ストレスと病気の関係について研究してきたのですが、今では笑いの持つ効果を知るに至りました。

現在、れっきとした医師でありながら、「日本笑い学会」の理事まで務め、笑いとヨガの呼吸法を組み合わせたエクササイズ「笑いヨガ」を全国へ広める活動もしているほどです。

彼の話によると、笑いによってストレスを軽減させるためには、いくつかのポイントがあるそうです。

とくに大切なポイントは、「声を出して笑う」ということです。

「ワァー、ハッ、ハッ、ハッ!!」

と大きく声を出して笑うと、体中のナチュラルキラー細胞（NK細胞）が活性化し、ストレスが軽減するそうです。

大平先生の話によれば、NK細胞を活性化させるためには、何も**心から笑う必要はない**そうです。

つまり、落ち込んでいて泣きたいような気分のときであっても、大きな声を出して笑いさえすればいいわけです。本当に楽しさやうれしさといった感情をもつ必要はありません。

たとえ心が沈んでいても、声を出して笑いさえすればストレスを消すことができるのですから、これは実践しないと損ですね。

なぜ、「声を出して笑う」ことでストレスが消えるのでしょうか？　ここで、ストレスとNK細胞の関係について説明しましょう。

ストレスが続くと風邪をひいてしまったり、お腹の調子を崩してしまったりすることがありますね。これは、NK細胞という、免疫の最前線にある細胞の働きが、ストレスによって弱まってしまうことが原因の1つです。

「よく笑う人」は、ストレスをためない人！

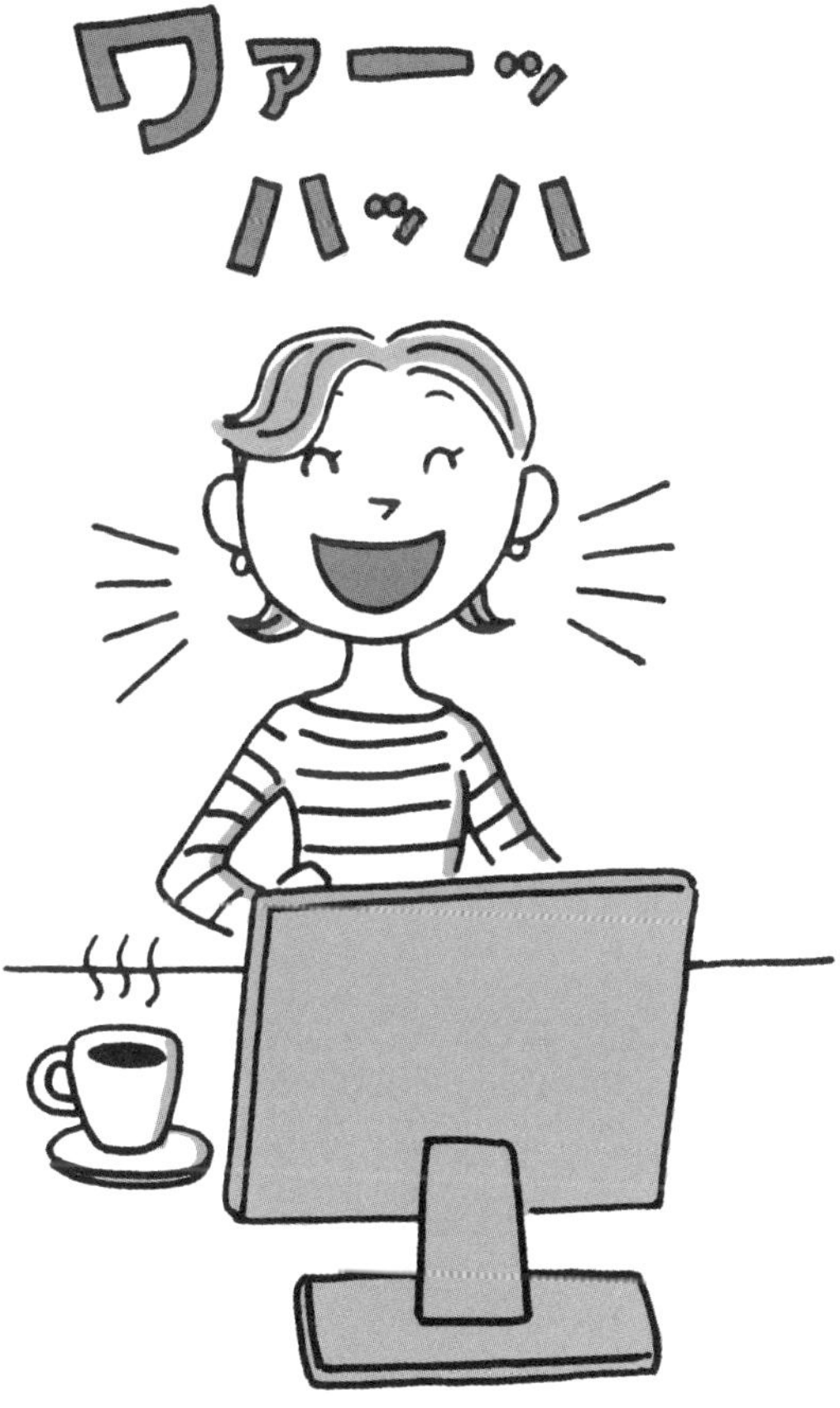

私たちの体内では、常にNK細胞がパトロールをしています。

そして、病気の原因となる細菌やウイルス、さらには毎日数千個生じているがんもどき細胞まで、見つけ次第、瞬時に攻撃します。

こうすることで、NK細胞は感染症を予防し、さらにがんの発症までも抑制してくれているのです。

頼りがいのあるボディガード、NK細胞ですが、人がストレスを感じて交感神経が緊張すると、NK細胞は自分の活動を弱めてしまいます。

NK細胞は、がんや感染症などを予防する免疫の分野で研究されてきました。

そして研究の結果、このすばらしい働きを持つNK細胞の活性を瞬時に上げるもっとも手っ取り早い方法が「笑うこと」だということが判明したのです。

NK細胞を元気に活動させることで、細菌やウイルスからの感染症が予防され、さらにはがんの予防までできる可能性があるといわれています。

ストレスに負けない睡眠法

毎日のストレスに負けないためには、スッキリと目覚めることが何よりも大切なことです。そのためには、**深く質のよい睡眠**が必要です。

忙しい毎日を過ごす多くの女性の中には、毎日8時間の睡眠時間をとることができない人も多いでしょう。

そのためにも、「睡眠の質」がとても大切になってくるのです。

質のよい睡眠のためには、自律神経の副交感神経を優位にしておくことが必要です。

食べもの以外でできることは、**手足を温める**ことです。

寝る前に手足が冷えてしまっていては、なかなか副交感神経が優位になりません。

寝る前に行なう歯磨きや顔のパックなどのときに、**足浴をするのも効果的**です。

そして、睡眠に必要な脳内ホルモン、メラトニンやGABAが頭の中でしっかりつくれるように、タンパク質とビタミンB群を寝る前に補給しましょう。

私は、不眠に悩むクリニックの患者さんへ、

「好きな雑誌でもめくりながら、1杯のホットミルクをゆっくり飲み、アーモンドを5～6粒食べなさい」

と指導しています。

生姜には手足を温める作用がありますから、ホットミルクに生姜をすり下ろしたものを入れてみるのもよいでしょう。

おっくうな用事は「午前中に」済ませる

ストレスを受けることが予想される用事は、できるだけ**午前中にまとめてください**。午後や、仕事の終わり間際の夕方にストレスを受けると、人間はどうしても上手にストレスを処理することができないのです。

ましてや夜になってしまうと、そのとき受けたストレスは、その後の睡眠にも影響してきますので、「夜に受けるストレス」は、何としても避けなくてはなりません。

私たち人間は、そもそもは地球上の生物の一種であり、夜行性動物ではありません。本来、人間は外敵の攻撃をかいくぐって食べものを得るために、日の出と同時に活動を始め、午後から夕方はくつろぎ、暗くなったら寝る、という生活リズムを持っていたのでしょう。

ですから、人間の体も本来の生活パターンに対応すべく発達してきました。

ストレスを感じたとき、身体の中では多くのホルモンが分泌され、ストレスに対抗しようとします。

「対ストレス」のために、とくに重要な役割を持つホルモンは、副腎が分泌してくれるコルチゾールです。

副腎がしっかりと働いていることは、私たちがストレスに打ち勝つための絶対条件といってもよいでしょう。

ところが、人間の副腎は、午前中はかなりがんばりが利くのですが、午後になるとたんに働きが鈍くなってしまいます。

夕方にもなると、ほとんどぐったりとしたダウン状態に陥っていると考えてよいです。

これが、夕方のストレスに人間が弱い理由なのです。

ついムシャクシャしたときの対処法

とはいえ、ストレスは不意に襲ってくるものです。

どのようにしたら、ストレスの影響を最小限に減らすことができるのでしょうか？

それには、何といってもビタミンCです。

ストレスを感じてムシャクシャした気分になったとき、つい甘いものやスナック菓子、お酒に手が伸びる人は多いことでしょう。

その誘惑をグッとガマンして、**ビタミンCを意識的に口にする**のです。

ビタミンCは、食材だけから充分な量を補給することはむずかしい栄養素なので、ここはサプリメントの出番です。

４００～８００㎎のビタミンCを、２時間ごとに摂取するのが効果的です。

ビタミンCが多く含まれていると謳う栄養ドリンク剤もありますが、これらは砂糖などの糖類を多く含んでいますし、水溶性ビタミンであるビタミンCが、どの程度ドリンク剤に残っているか怪しいので、おすすめしません。

ビタミンCのメリットの１つは、「とりすぎを心配しなくていいこと」です。

ビタミンCは水溶性ビタミンですから、過剰分は尿に溶け込みます。

ここで、

「いくらビタミンCをたくさんとっても、必須量以外は尿と一緒に排泄されてしまうから、たくさんとっても意味がない」

と思っている人もいるようですが、そんなことは決してありません。

私たちの大切な臓器や組織には、血液中よりもはるかに高濃度のビタミンCが含まれています。

紫外線があっても透明を保ち続ける水晶体、大量のエネルギーを消費する脳、そしてストレスに打ち勝つための主役である副腎……。

これらの臓器は、とくにビタミンCの濃度が高い臓器です。

ビタミンCの性質から、血液中のビタミンCは濃度が低下しやすいのです。

そのため、副腎の働きが落ちてくる午後から夕方にかけては、意識的にビタミンCを頻繁に摂取することが大切なのです。


〈了〉

本書は、本文庫のために書き下ろされたものです。

溝口徹（みぞぐち・とおる）

一九六四年神奈川県生まれ。福島県立医科大学卒業。横浜市立大学病院、国立循環器病研究センターを経て、一九九六年、痛みや内科系疾患を扱う辻堂クリニックを開設。二〇〇三年には日本初の栄養療法専門クリニックである新宿溝口クリニックを開設する。

栄養学的アプローチで、精神疾患のほか多くの疾患の治療にあたるとともに、患者や医師向けの講演会も行なっている。

主な著作に『「うつ」は食べ物が原因だった！』『「脳の栄養不足」が老化を早める！』『子どもの「困った」は食事でよくなる』（以上、青春出版社）、『がんになったら肉を食べなさい』（PHP研究所）などがある。

知的生きかた文庫

「女性《じょせい》の脳《のう》」からストレスを消《け》す食事《しょくじ》

著者　溝口《みぞぐち》　徹《とおる》

発行者　押鐘太陽

発行所　株式会社三笠書房

〒一〇二-〇〇七二　東京都千代田区飯田橋三-三-一

電話〇三-五二二六-五七三四〈営業部〉

〇三-五二二六-五七三一〈編集部〉

http://www.mikasashobo.co.jp

印刷　誠宏印刷

製本　若林製本工場

ISBN978-4-8379-7996-8 C0177

C50130